Kenneth Sharoff

Leben mit chronischen und unheilbaren Krankheiten

Aus dem Programm Verlag Hans Huber:
Klinische Praxis

HUBER

Als Ergänzung zu diesem Buch empfiehlt sich:

Kenneth Sharoff
Leben mit chronischen und unheilbaren Krankheiten
Krankheitsbewältigung durch kognitive Fertigkeiten
In kleinen Schritten und anhand anschaulicher Praxisbeispiele zeigt dieses Buch, wie ein Therapeut den Betroffenen im Umgang mit seiner Krankheit und den damit verbundenen Belastungen unterrichten kann, damit der Kranke wieder zu einem «normalen» Leben zurückfindet.
ISBN 978-3-456-84411-4

Im Verlag Hans Huber sind außerdem erschienen – eine Auswahl:

Sven Barnow (Hrsg.)
Persönlichkeitsstörungen: Ursachen und Behandlung
(ISBN 978-3-456-84406-0)

Franz Caspar
Beziehungen und Probleme verstehen
Eine Einführung in die psychotherapeutische Plananalyse
(ISBN 978-3-456-82722-3)

Juliet Corbin / Anselm Strauss
Weiterleben lernen
Verlauf und Bewältigung chronischer Krankheit
(ISBN 978-3-456-84018-5)

Wolfgang Lutz / Joachim Kosfelder / Jutta Joormann (Hrsg.)
Misserfolge und Abbrüche in der Psychotherapie
Erkennen – Vermeiden – Vorbeugen
(ISBN 978-3-456-84176-2)

Frederick Rotgers / Michael Maniacci (Hrsg.)
Die antisoziale Persönlichkeitsstörung
Therapien im Vergleich: Ein Praxisführer
(ISBN 978-3-456-84403-9)

J. William Worden
Beratung und Therapie in Trauerfällen
Ein Handbuch
(ISBN 978-3-456-84389-6)

Kenneth Sharoff

Manual
Leben mit chronischen und unheilbaren Krankheiten

Aus dem Englischen übersetzt von Karin Dilling

Verlag Hans Huber

Die Originalausgabe ist unter dem Titel:
Coping Skills Manual for Treating Chronic and Terminal Illness erschienen.

Lektorat: Monika Eginger, Gaby Burgermeister
Herstellung: Daniel Berger
Umschlag: Atelier Mühlberg, Basel
Satz: ns prestampa sagl, Castione
Druck und buchbinderische Verarbeitung: AZ Druck und Datentechnik GmbH, Kempten
Printed in Germany

Bibliografische Information der Deutschen Bibliothek
Die Deutsche Bibliothek verzeichnet diese Publikation in der Deutschen Nationalbibliografie;
detaillierte bibliografische Daten sind im Internet über http://dnb.d-nb.de abrufbar.

Anregungen und Zuschriften bitte an:
Verlag Hans Huber
Hogrefe AG
Länggass-Strasse 76
CH-3000 Bern 9
Tel: 0041 (0)31 300 45 00
Fax: 0041 (0)31 300 45 93
www.verlag-hanshuber.com

1. Auflage 2007

ISBN 978-3-456-84410-7

Der Autor

Kenneth Sharoff, PhD, ist seit 30 Jahren als Psychotherapeut tätig und arbeitet gegenwärtig in seiner Privatpraxis in Phoenix, Maryland. Er erwarb den BA an der Universität von Colorado, den MA an der Universität von Denver, und den PhD an der Universität von Maryland. Er entwickelte die kognitive Bewältigungstherapie, die als «wichtigster Beitrag zur Entwicklung und Vervollkommnung der kognitiven Verhaltenstherapie in den letzten 20 Jahren» beurteilt wurde. Er ist verheiratet und Vater zweier Kinder und hat eine Reihe von Haustieren.

Dieses Buch ist meiner Frau Nancy gewidmet, die mir gezeigt hat, wie man in Würde und Anmut mit chronischen Schmerzen leben kann.

Inhaltsverzeichnis

Kapitel 1
Einführung

Wenn sich eine chronische oder tödlich verlaufende Krankheit einstellt, gelingt es vielen Menschen plötzlich nicht mehr, die Fertigkeiten einzusetzen, die sie vorher zur Bewältigung ihrer Lebensprobleme und zur Durchsetzung ihrer Wünsche erlernt hatten. Ihr Repertoire an Fertigkeiten ist unvollständig, reicht nicht aus, oder besteht aus Fertigkeiten und Strategien, die für die Adaptation an eine chronische oder tödlich verlaufende Krankheit nicht geeignet sind.

Wenn jedoch die Patienten die Fertigkeiten erworben haben, die für die Anpassung an ihren Zustand nötig sind, erscheint die Krankheit möglicherweise nicht mehr ganz so beängstigend, überwältigend, belastend und beeinträchtigend. Die Krankheit wird dann zu einem weiteren – wenn auch zu einem bedeutsamen – Faktor im Leben dieses Menschen.

Dieses Buch soll den Personen helfen, die mit der Versorgung dieser Patienten betraut sind, damit sie mit den Behandlungsthemen richtig umgehen können; diese ergeben sich, sobald die Fertigkeiten entwickelt werden sollen, die für das Leben mit der Krankheit und ihrer Therapie nötig sind. Im Mittelpunkt stehen dabei die Fragen, die für diesen Personenkreis in ihrer Arbeit mit den Patienten wichtig sind. Ein begleitendes Buch, *Leben mit chronischen und unheilbaren Krankheiten* (Sharoff, 2004; **dt.**: 2007) führt die spezifischen Fertigkeiten genauer und detaillierter aus und bietet einen Leitfaden zur Behandlung der verschiedenen Behandlungsthemen bezüglich des Ansatzes der Bewältigungsfertigkeiten. Der Autor hat bereits früher (2002) die Anwendung von Bewältigungsfertigkeiten in der Psychotherapie erweitert und seinen Ansatz als kognitive Bewältigungstherapie bezeichnet. Das vorliegende Manual dehnt seinen Ansatz auf den Bereich der allgemeinen Gesundheitsversorgung aus.

Werden den Menschen Bewältigungsfertigkeiten zur Verfügung gestellt, verhilft dies zur Entwicklung gesunder Funktionen. Instinktiv arbeiten Menschen darauf hin, Wege zu finden, damit es ihnen gelingt, die auftauchenden Probleme zu lösen (Wine, 1980; Snyder und Dinoff, 1999); unser Anliegen ist es jedoch herauszufinden, ob ihre Bewältigungsmethoden anpassungsfähig, rational und realistisch sind. Jeder Mensch wird zwar auf seine Weise mit Schwierigkeiten fertig, aber möglicherweise ist diese Weise für ihn und seine Mitmenschen nicht die beste. Pathologisches Verhalten wird daher als Bewältigungsstrategie angesehen, die nicht zu den besten Ergebnissen führt. Pathologisches Verhalten kann entstehen, wenn Menschen dauerhaft nicht dahin kommen, wohin sie wollen, weil sie den falschen Weg einschlagen.

Die Betreuer und Therapeuten sollten diese Frage einschätzen. Verfügen die Patienten über die Mittel, dorthin zu gelangen, wohin sie wollen, oder haben sie den falschen Weg eingeschlagen? Als Werkzeug kann eine Fertigkeit an jede Situation adaptiert werden. So etwas wie eine «schlechte» oder schädigende Bewältigungsfertigkeit gibt es nicht. Es gibt nur schlechte oder schädigende Bewältigungsstrategien. Wenn ein Patient mit einer psychischen Störung in die Therapie kommt, kann eine Fertigkeit zwar dysfunktional erscheinen, doch das liegt möglicherweise an der Art, wie sie eingesetzt wird. Auf andere Weise oder in einem anderem Kontext genutzt und durch weitere Fertigkeiten ergänzt, könnte sich dieselbe Fähigkeit als sehr nützlich erweisen.

Die Absicht dieses Buches

Dieses Buch ist eine praktische Anleitung dafür, wie der Ansatz der Bewältigungsfertigkeiten umgesetzt werden kann, und erörtert die theoretischen Grundlagen und Techniken der kognitiven Bewältigungstherapie für Patienten mit chronischen und tödlich verlaufenden Krankheiten. Es legt auch Techniken für eine Vielfalt von Schwierigkeiten dar und zeigt, wie eine Auswahl an Bewältigungsfertigkeiten bei einem Problem helfen kann. Das Manual soll als Leitfaden für die praktische Arbeit ausreichen.

Dennoch schildert und erklärt das Manual diese Fertigkeiten nicht in voller Ausführlichkeit, das würde die Möglichkeiten dieses Buches sprengen, das als Begleiter zum Buch *Leben mit chronischen und unheilba-*

ren Krankheiten gedacht ist. Dort wird der Leser detailliertere Beschreibungen der Fertigkeiten und Techniken der kognitiven Bewältigungstherapie finden.

Das Manual soll eine Anleitung dafür sein, wie in der praktischen Arbeit der Ansatz der Bewältigungsfertigkeiten angewandt werden kann. Es zeigt Behandlungsthemen und Probleme auf, die bei der Vermittlung einer Fertigkeit entstehen können, z. B. der Widerstand eines Patienten (s. Kap. 6 und 10). Das Manual stellt in den Kapiteln 5, 6 und 10 mehrere Instrumente zur Einschätzung vor. Es erörtert, wie ein Patient unter dem Aspekt von Fertigkeiten zu diagnostizieren ist (Kap. 2). Behandlungsmöglichkeiten für fehlangepasste Bewältigungsstrategien werden vorgestellt (Kap. 3). Durch das gesamte Manual hindurch werden weitere Modalitäten herangezogen, wie etwa die Gestalttechnik, die lösungsorientierte Therapie und paradoxe Interventionen, um den Lesern zu zeigen, wie sich Techniken und Perspektivenwechsel kombinieren lassen. Der Ansatz der Bewältigungsfertigkeiten ist Teil einer kognitiven Verhaltenstherapie, die auch die kognitive Umstrukturierung einschließt. In Kapitel 4 wird dieser Ansatz detailliert behandelt, um die Leser mit dieser Methode vertraut zu machen. Das Manual listet die Vorteile und die Grenzen der kognitiven Umstrukturierung bei körperlich kranken Menschen auf.

Das Manual stellt Therapeuten auch eine Reihe von Einschätzungsinstrumenten und Arbeitsblättern zur Verfügung, die sie den Patienten abgeben können.

Prospektive Therapie

Die kognitive Bewältigungstherapie ist eine *prospektive Therapieform.* Sie weist zeitlich in die Zukunft, und mit ihrer Hilfe werden die Schritte geplant, die zum Erreichen eines Ziels nötig sind. Eine Fertigkeit setzt weitere Fertigkeiten voraus, um erfolgreich zu sein. Dieses Versorgungsmodell richtet sich somit an die Menschen, als seien sie Bauprojekte, bei denen erst ein Teil des Baus an Ort und Stelle sein muss, bevor ein weiterer Teil hinzugefügt werden kann, damit eine gesunde, gut gebaute Struktur entstehen kann; jede «menschliche Struktur» ist ein höchst individuelles Projekt, bei dem die zur Erreichung des Ziels notwendigen Fertigkeiten auf der Grundlage der einzigartigen Merkmale und der Persönlichkeit dieses Menschen entwickelt werden.

Die Therapie beginnt mit einer Reihe von Fragen. Die ersten Fragen beziehen sich auf das Thema Zielsetzung: Was wünschen Sie sich für sich selbst? Wohin möchten Sie? Um die Patienten darin zu unterstützen, ihr Ziel zu erreichen, wird die Aufmerksamkeit dann auf die Fertigkeiten gerichtet, die zur Erreichung des Ziels erforderlich sind (z. B.: «Ich habe gehört, dass diese Krankheit Sie um viele Dinge gebracht hat, doch haben Sie die Fähigkeit, das Gefühl der Beraubung (Deprivation) zu ertragen, wenn es sich einstellt?»).

Der nächste Fragenkomplex dreht sich um das Thema der inneren und äußeren Hindernisse, die Menschen davon abhalten können, ihr Ziel zu erreichen, und wo Menschen in diesem Prozess stecken bleiben. Fragen zum Verlauf werden gestellt, wie etwa: Wenn Sie stecken bleiben, wo stecken Sie dann fest? Was hält Sie fest? Wie hält Sie dieses Hindernis davon ab, das zu bekommen, was Sie sich wünschen? Was hindert Sie daran, diese Barrieren zu beseitigen? Die Fragen zum Verlauf beleuchten den Teufelskreis, der das Problem aufrechterhält. Es geht darum, aus diesem Kreis auszubrechen, indem eine Fähigkeit erworben, eine unangebrachte Reaktion entfernt oder indem auf einer angemessenen Ebene reagiert wird, um damit das Hindernis oder den toten Punkt zu überwinden.

Die Fähigkeit, Reaktionen zu verketten, erfordert die Fähigkeit, Dinge vorherzusehen und neugierig auf das «Was wenn?» zu sein. Die Therapeuten müssen sich ständig fragen: «Wenn X veranlasst wird, was wird dann geschehen, und welche Vorkehrungen müssen getroffen werden, um mit dieser Situation umgehen zu können?» Die Therapeuten, die mit Bewältigungsfertigkeiten arbeiten, sollten *proaktiv* sein und die benötigten Reaktionen schon erarbeiten, bevor die Notwendigkeit einer bestimmten Reaktionsweise offensichtlich wird.

Um als Therapeut mit Bewältigungsfertigkeiten zu arbeiten, müssen die medizinischen Versorger *verschiedene Rollen übernehmen.* Sie sind Erzieher, wenn sie eine Fertigkeit lehren, und Trainer, wenn sie die Patienten dazu bringen, darin Meisterschaft zu erreichen. Sie sind Regisseure, wenn sie den Einsatz dieser Reaktion in vorgegebenen Situationen bestimmen und dazu ermutigen. Ein Therapeut, der Bewältigungsfertigkeiten vermittelt, muss sich in der Rolle eines aktiven Therapeuten wohlfühlen.

Wenn sich die Patienten davor scheuen, oder nicht wissen, wie sie eine Fertigkeit erwerben können, dann zeigt dies, dass eine andere Bewältigungsstrategie verfolgt wird (die möglicherweise wirkungsvoll oder angepasst ist oder aber auch nicht) und weitere Fertigkeiten (die vielleicht angemessen sind oder auch nicht) eingesetzt werden, um mit einer bestimmten Situation umzugehen. In diesem Fall ist es notwendig, dass die Therapeuten die vorherrschende Strategie und die eingesetzten Fertigkeiten erkennen.

Bei der kognitiven Bewältigungstherapie wird den Therapeuten dringend empfohlen, Widerstand als Bewältigungsstrategie zu sehen. Die Vorteile und Schwächen dieser Strategie werden festgestellt und dann die Patienten vor die Wahl gestellt, ob sie diese Strategie auch weiterhin anwenden wollen. Das zwingt die Patienten dazu, die Verantwortung für alle Probleme zu übernehmen, die sich aus einer Strategie und einem Zusammenwirken bestimmter Fertigkeiten ergeben mögen. Alternative Strategien gegen den Widerstand werden dann gleichzeitig mit ihren Vor- und Nachteilen aufgezeigt. Beim Vorstellen neuer Strategien und Fertigkeiten sollten die Therapeuten geschickte Makler sein. Sie müssen wissen, wie sie die Patienten dazu überreden und motivieren können, diese Fähigkeit einzusetzen.

Der kognitive Erwerb von Fertigkeiten

Fertigkeiten werden aus einem kognitiven Prozess heraus ausgebildet (Sharoff, 2002, 2004/2007). Zuerst wird eine Fertigkeit angewandt, weil eine *Grundüberzeugung* über eine Situation vorliegt. Die Grundeinstellung gibt die Einstellung, die einem Thema gegenüber eingenommen wird, eine Regel oder einen Plan vor, nach denen vorzugehen ist. Sobald die Grundeinstellung ausgebildet ist, werden zu ihrer Umsetzung Selbstanweisungen formuliert. Die Selbstanweisungen geben spezifische Regeln, Leitlinien vor, erteilen Genehmigungen und erlassen Verbote, wie in Bezug auf eine Grundeinstellung gehandelt wird. In der kognitiven Bewältigungstherapie werden sie als *Exekutivüberzeugungen* bezeichnet, denn sie sind die Gedanken hinter der Umsetzung der Grundeinstellung oder einer vorgegebenen Reaktion zur Problembewältigung. Sie lenken das Denken, die Art der Wahrnehmung, des Umgangs mit Emotionen und wie gehandelt wird. Meist wirken sie auf einer unbewussten Ebene. Die Denkinhalte werden als *operationale Überzeugungen* bezeichnet. Sie werden durch die Exekutivüberzeugungen gebildet, die den Denkinhalt beeinflussen. Die Menschen sind sich ihrer operationalen Überzeugungen bewusst.

In der kognitiven Bewältigungstherapie wird die Ansicht vertreten, dass pathologisches Verhalten im Kern durch die Exekutivüberzeugungen bestimmt wird, wenn diese schlecht ausgebildet, unangemessen oder fehlangepasst sind. Die kognitive Bewältigungstherapie misst ihnen größeres Gewicht bei als den Grundüberzeugungen, die bei der kognitiven Umstrukturierung von zentraler Bedeutung sind.

Behandlungstechniken

Bei dem Modell der Bewältigungsfertigkeiten kann eine Technik aus einer Auswahl von mehreren Techniken zur Anwendung kommen.

1. Technik der Ersatzreaktion

Dies ist die verbreitetste der in der kognitiven Bewältigungstherapie angewandten Techniken. Es wird festgestellt, dass eine bestimmte Reaktion problematisch ist, und eine andere Reaktion wird entworfen, die zu dem erwünschten Ergebnis führen kann (Bandura, 1969). Diese Reaktion ersetzt dann die fehlangepasste oder fehlerhafte Reaktion. Eine fehlangepasste Reaktion führt nicht zu einer Anpassung an das Problem. Demgegenüber verändert auch eine angepasste Reaktion die Situation nicht, doch sie macht es einem Menschen möglich, sie zu ertragen und sich entsprechend einzustellen, so dass weniger negative Emotionen entstehen. Eine fehlerhafte Reaktion passt nicht in den Kontext.

Ein Beispiel für die Technik einer Ersatzreaktion ist, wenn ein Widerstand gegen weiteres Leiden besteht und der Patient lernt, sich an das Leiden anzupassen. Statt der früheren Reaktion wird Letzteres eingesetzt, was es dem Patienten ermöglicht, mit der Belastung zu leben, anstatt seinen Zustand zu hassen. Selbstbehauptungstraining ist eine Ersatzreaktion für den Ausdruck von Passivität und Aggressivität. Weitere Beispiele sind die Darstellung eines Rollenmodells oder eines erwünschten Ergebnisses anstelle des problematischen Verhaltens.

2. Reaktionsfördernde Techniken

Eine Reaktion wird herbeigeführt, die eine Reihe weiterer erwünschter Reaktionen nach sich zieht. Ein Beispiel dafür sind die symbolischen Gesten (Sharoff, 2004/2007), bei denen eine Körperbewegung (z. B. werden beide Hände langsam gehoben und zur Umgebung hin geöffnet) dazu dient, eine veränderte innere Haltung hervorzurufen (z. B. unerwünschte Ereignisse ohne Ressentiments aufzunehmen). Bilderleben wird häufig eingesetzt, um eine erwünschte Reaktion zu stimulieren (Sheik, 1983).

3. Reaktionsverhindernde Technik

Bei dieser Technik wird eine Reaktion nicht zugelassen, verhindert oder verzögert; dies macht es möglich, dass eine andere Reaktion an ihre Stelle tritt. Beispielsweise wird ein *Selbstinstruktionstraining* eingesetzt, um einen Menschen davon abzuhalten, etwas zu tun (z. B.: «Werden Sie in dieser Situation nicht angespannt.») Zu diesem Zweck können *symbolische Gesten* genützt werden (z. B.: Die Hände bewegen sich nach unten, um die Beendigung zornigen Grübelns anzuzeigen.).

4. Stimulusersatz-Technik

Ein Stimulus (oder eine Reihe von Stimuli) ersetzt einen anderen, problematischen Stimulus. Beispielsweise wird das *sensorische Ablenkungstraining* (Sharoff, 2002, 2004/2007) eingesetzt, um einen störenden Stimulus zu ersetzen. Eine Sinnesmodalität wird gewählt und auf eine Reihe neutraler oder positiver Stimuli gerichtet anstelle des einen, der zur Beeinträchtigung führt. *Innerlich Abstand zu nehmen* ist ein weiteres Beispiel für einen Stimulusersatz (Sharoff, 2004/2007). Bei dieser Fertigkeit ersetzt ein Stimulus einen anderen. Anstatt beispielsweise direkt auf den Stimulus zu reagieren, sieht sich der/die Betreffende aus einem anderen Blickwinkel, beobachtet sich wie etwa auf der Bühne vom Zuschauerraum aus, während er/sie Angst hat oder wütend ist. Dies verändert gleichzeitig auch den Stimulus. Abstand zu gewinnen ist eine weitere Möglichkeit, Objektivität und Ruhe zu erlangen, weil es die Aktivität von der limbischen Region des Gehirns zum zerebralen Cortex transferiert.

5. Stimulushemmende Praktiken

Ein Stimulus wird unterdrückt oder seine Wirksamkeit wird gesteuert. Ein Beispiel dafür ist der *Gedanken-Stopp*, der einen Gedanken dadurch beendet, dass der Betreffende deutlich «stopp» sagt, sobald er sich aufzuregen beginnt (Wolpe, 1969). Ein weiteres Beispiel ist die Zen-Technik des «Kein-Gedanke – kein-Ding», die bewirkt, dass alle Gedanken ausgelöscht sind (Watts, 1965). In jedem Fall kann sich ohne eine Beeinflussung des Stimulus eine andere Reaktion ergeben.

Zusammenfassung

Der Ansatz der Bewältigungsfertigkeiten gibt den Menschen Mittel an die Hand, um zu erreichen, was sie anstreben. Die Psychopathologie tut das auch, und die Therapeuten müssen die Fertigkeiten erkennen, die in der pathologischen Reaktion zum Tragen kommen, wenn sie einem Patienten helfen wollen. Der methodische Ansatz der Fertigkeiten ist eine prospektive Behandlungsform, mit der Reaktionsketten aufgebaut werden, um ein Ziel zu erreichen. Die Exekutivüberzeugungen liefern die Anweisungen darüber, wie die Fertigkeit ausgeführt werden soll. Dabei werden Techniken angewandt, um Fertigkeiten einzusetzen; am häufigsten ist die Technik der Ersatzreaktion.

Kapitel 2
Theoretische Überlegungen zu Pathologie und Gesundheit

In diesem Kapitel erfahren Angehörige des Gesundheitssystems, wie sie für ihre Patienten eine Diagnose aus der Sicht der Bewältigungsfertigkeiten erstellen können. Es werden auch Fertigkeiten vorgestellt, die unabdingbar für ein gesundes Zurechtkommen im Alltag sind.

Theorie der Pathologie

In der kognitiven Bewältigungstherapie werden Pathologie und Dysfunktion vom Standpunkt der Bewältigungsfertigkeiten aus gesehen. Dabei wird die Meinung vertreten, dass Pathologie entweder auf einem Defizit an Fertigkeiten oder einer falschen Anwendung derselben beruht.

Defizit an Bewältigungsfertigkeiten

Eine Krankheit an sich ist schon schlimm genug, aber wenn dann auch noch die Schlüsselfertigkeiten fehlen oder nicht ausreichen, dann wird die Belastung noch größer. Ziele können nicht mehr erreicht werden, was zur Folge hat, dass schwierige Situationen noch härter erscheinen. Wenn man hingegen Ziele erreichen kann, empfindet man die Krankheit als weniger belastend und überwältigend.

Ein Mangel an Fertigkeiten wird als Defizit an Bewältigungsfertigkeiten bezeichnet. Dies kann sich auf unterschiedliche Weise manifestieren. Erstens: Es bestand bereits vor Krankheitsbeginn ein Mangel an Fertigkeiten. Die Anpassung war schon vor der Krankheit in gewisser Weise nicht ausreichend, was wiederum dazu führt, dass bei neuen Herausforderungen, wie dem Auftreten einer Krankheit, die Anpassung mangelhaft ist. Zweitens: Ein Patient ist vielleicht im Allgemeinen gut in der Lage, mit Widerwärtigkeiten umzugehen, aber auf bestimmten Gebieten besteht ein Defizit an Bewältigungsfähigkeiten, was zu einem Problem wird, wenn eine Krankheit auftritt. Drittens: Ein Patient hat möglicherweise einige Komponenten einer Fähigkeit, doch es fehlt/fehlen ihm eine oder mehrere der ergänzenden Fertigkeiten; dies führt zu einer Dysfunktion.

Bewältigungsfertigkeiten im Übermaß

Es gibt oft Menschen, die durchaus über eine richtige, hilfreiche und nützliche Fertigkeit verfügen, sie aber in einer bestimmten Situation oder über mehrere Situationen hinweg übermäßig einsetzen. Im Wesentlichen handeln sie nach der Maxime: Wenn sich etwas bewährt, setze es noch mehr ein, das wird dann zu noch besseren Ergebnissen führen. Wenn eine Vorgehensweise nicht zu den erwünschten Ergebnissen führt, dann intensiviere dieses Vorgehen immer mehr in der Hoffnung, das Problem damit zu lösen. Doch der übermäßige Einsatz einer Vorgehensweise kann zu einem eigenständigen Problem werden (Watzlawick et al., 1974/2000); die kognitive Bewältigungstherapie bezeichnet dies als Bewältigungsfertigkeiten im Übermaß.

Ein Übermaß an Bewältigungsfertigkeiten zu verringern, kann für viele Patienten sehr schwer sein. Weil sich die Mehr-vom-Gleichen-Methode in der Vergangenheit bewährt hat, wird sie auch in Zukunft verstärkt angewendet. Zudem wird die Strategie der übermäßigen problembewältigenden Fertigkeiten häufig zu einem Persönlichkeitsmerkmal und Teil der Identität eines Menschen. Es ruft ein angenehmes Gefühl hervor, so zu sein, während man scheinbar nicht der eigenen Person entsprechend handelt, wenn man sich anders verhält. Im Allgemeinen halten sich die Menschen an das, was sie kennen, selbst wenn es ihnen Schaden zufügt.

Verkennung der Situation

Menschen können auf zwei Arten ihre Situation verkennen. Die eine ergibt sich dann, wenn die Einschätzung einer Lage nicht dem gegebenen Kontext entspricht. Die Tatsachen widerlegen die Beurteilung zwar, doch die Person hält auch weiter daran fest. Ein weiterer situationsbedingter Irrtum entsteht dann, wenn eine Fertigkeit im falschen Kontext angewandt wird. Die Fertigkeit an sich ist angemessen, bringt Vorteile und wird im richtigen Ausmaß eingesetzt (es handelt sich also nicht um problembewältigende Fertigkeiten im Übermaß), sie sollte aber nicht in dieser spezifischen Umgebung zur Anwendung kommen.

Viele herzkranke Patienten irren sich in dieser Beziehung, sowohl bei der Einschätzung ihrer Situation, als auch bezüglich der dabei erforderlichen Bewältigungsstrategien. Nach einem Herzinfarkt ergeben sich oft viele schmerzliche Veränderungen ihres Körperzustands, die eine stabile oder klassische Angina pectoris mit sich bringt. Dieser Zustand ist jedoch im Allgemeinen nicht gefährlich. Es wird jedoch problematisch, wenn diese herzkranken Patienten ihre üblichen Angina-pectoris-Symptome fälschlicherweise als weiteren Herzinfarkt ansehen, zur Notaufnahme eilen und sich unnötigerweise untersuchen lassen. Das Problem: Die Einschätzung entspricht nicht dem Kontext, d. h. der Situation, in der sich der Patient befindet.

Die situative Unangemessenheit führt weiter zu Problemen, wenn die Patienten mit Angina pectoris vor einem weiteren Herzinfarkt Angst haben, so dass sie eine Reaktion der Problembewältigung übernehmen, die ihrer Meinung nach diese Gefahr verringert. Sie schonen sich, was dazu führt, dass sie keine Kondition mehr haben, was wiederum das Herz noch mehr belastet. Sie suchen an ihrem Körper sorgfältig nach irgendwelchen Anzeichen für eine Störung. Sie werden übertrieben wachsam. Die Folge ist eine zunehmende Ängstlichkeit, die das Herz noch mehr belastet. Um weitere Belastungen für ihr Herz zu vermeiden, hören sie oft auf zu arbeiten und verfolgen auch die früher für sie wichtigen Hobbys nicht weiter, was zur Minderung ihrer Lebenszufriedenheit führt. Viele Kardiologen bezeichnen diese Patientengruppe mit Angina pectoris abschätzig als «kardiologische Krüppel». Ihre höchst vorsichtige, übermäßig sorgfältige problembewältigende Reaktionsweise ist für eine stabile Angina pectoris unangemessen, jedoch bei einer instabilen Angina pectoris angesagt, bei der es sich eher um einen akuten, gefährlichen Zustand handelt, wie auch bei anderen risikoreichen instabilen medizinischen Situationen.

Fehlerhafte Zeitbezüge

Menschen entwickeln viele Fertigkeiten, die aus früheren Zeiten ihres Lebens, besonders aus ihrer Kindheit stammen. Diese Fertigkeiten werden dann ganz automatisch in die Gegenwart oder das Erwachsenenalter übernommen. Sie werden als selbstverständlich angesehen und mechanisch angewandt, weil sie schon so lange bestehen. In diesen früheren Situationen haben sie den Menschen tatsächlich geholfen, Schwierigkeiten zu überwinden und zurechtzukommen. Es ergeben sich aber Probleme, wenn Fertigkeiten aus einer früheren Lebensphase nicht bewusst nach ihrer Anwendbarkeit und Eignung für die Gegenwart beurteilt werden. Wenn früher erworbene Fertigkeiten weiterhin eingesetzt werden, obwohl sie im aktuellen Kontext nicht mehr angemessen sind, dann wird dies in der kognitiven Bewältigungstherapie als fehlerhafter Zeitbezug bezeichnet. Obwohl sie früher einmal eine Hilfe darstellten, sind sie nun nicht mehr wirksam.

Haben sich Fertigkeiten aus der Vergangenheit einmal festgesetzt, ist es sehr schwierig, sie wieder aufzugeben. Die Menschen hängen an Strategien, die es ihnen ermöglicht haben, schwierige Zeiten in der Vergangenheit durchzustehen, selbst wenn dieselbe Haltung in der aktuellen Situation kontraproduktiv ist. Eine solche Fertigkeit muss jedoch nicht vollständig aufgegeben werden, denn vielleicht ist sie noch anderweitig nützlich. Die Therapeuten und Pflegepersonen sollten abschätzen, welche Fertigkeiten für die aktuelle Situation des Patienten nötig sind, und eine Anpassung der früher erlernten Fertigkeiten an andere Gegebenheiten anstreben. Viele Fertigkeiten aus dem früheren Leben scheinen dysfunktional; werden sie aber weiterentwickelt, angepasst oder mit anderen Fertigkeiten kombiniert, dann können sie ihre Verdienste haben.

Fehler in der Reihenfolge der Vorgehensschritte

Die Bewältigungsfertigkeiten umfassen mehrere untergeordnete Fertigkeiten. Diese untergeordneten Fertigkeiten müssen in der richtigen Reihenfolge eingesetzt werden, sonst können zusätzliche Probleme entstehen. In der kognitiven Bewältigungstherapie werden Fertigkeiten, die in der falschen Reihenfolge zur Anwendung kommen, als Fehler in der Reihenfolge der Vorgehensschritte bezeichnet.

Viele Patienten, die in Einrichtungen zur Langzeitversorgung übertreten, begehen Fehler in der Reihenfolge der Vorgehensschritte. Durch ihren instabilen Gesundheitszustand gezwungen, ihr Zuhause aufzugeben und in eine Institution zu gehen, sind sie verängstigt. Um die Angst zu bewältigen, ziehen sie sich zunächst zurück und halten Abstand, versuchen aber nicht herauszufinden, ob ihre Angst überhaupt begründet ist. Sie vermuten die eine oder andere Gefährdung, bevor sie sich vergewissern, dass diese Schlussfolgerung gerechtfertigt ist. Obwohl sich keine Anzeichen für eine Gefahr feststellen lassen, vermeiden viele von ihnen auch weiterhin den Kontakt mit anderen. Als Folge davon geht ihre Eingewöhnung in der Langzeiteinrichtung nur schleppend voran. Das

Problem ist eine zwar nützliche Bewältigungsstrategie (Vermeidung), die aber in falscher Reihenfolge eingesetzt wird.

Was wäre eine angemessene Reihenfolge? Zuerst sollte die Gefährlichkeit der Situation eingeschätzt werden. Wenn keine Gefährlichkeit gefunden wird, wagen Sie sich vor und erleben Sie die Situation. Befassen Sie sich mit ihr und finden Sie heraus, ob sie bedrohlich oder unbefriedigend ist. Wenn sich herausstellt, dass das der Fall ist, dann ziehen Sie sich zurück und vermeiden Sie Kontakt, aber ergreifen Sie diese Maßnahme nicht zu früh.

Irrationale, fehlangepasste Bewältigungsfertigkeit

Es gibt viele Fertigkeiten, die jede für sich keine Probleme verursachen. Probleme entstehen jedoch, wenn diese selben Fertigkeiten mit anderen gekoppelt werden und die Interaktion eine Anpassung behindert. In der kognitiven Bewältigungstherapie werden diese unproduktiven Kombinationen von Fertigkeiten als eine irrationale, fehlangepasste Bewältigungsfertigkeit bezeichnet. Die Menschen setzen weiterhin irrationale, fehlangepasste Bewältigungsfertigkeiten ein, weil sie tatsächlich ein gewisses Maß an Bewältigung gewährleisten. Kapitel 10 erörtert die Komponenten einer irrationalen, fehlangepassten Bewältigungsfertigkeit.

Theorie zur Gesundheit

Der Autor hat bereits früher eine Kombination von Fertigkeiten festgestellt, die zu einem Maximum an Anpassung und gesunden Funktionen führen (Sharoff, 2002). Bei diesen Fertigkeiten handelt es sich um Akzeptanz, Toleranz, Trauern, Selbstbestätigung, beschreibende Beurteilungen, Problemlösung, Perspektivenwechsel und Selbstsicherheit. Zusätzlich dazu wird körperlich kranken Menschen noch die Fertigkeit der Anpassung empfohlen, wenn dies angemessen erscheint. Im Folgenden wird eine kurze Einführung zu jeder dieser Fertigkeiten gegeben.

Akzeptanz

Die Fähigkeit dazu bedeutet, die Realität zu erkennen, sie auf intellektueller und emotionaler Ebene ins eigene Leben Eingang finden zu lassen und mit ihr zu leben ohne Protest, Ablehnung oder ohne sie leidenschaftlich zu hassen. Das heißt auch, Grenzen anzuerkennen – die eigenen, die der anderen und die krankheitsbedingten.

Toleranz

Dies ist die Fähigkeit, einer Sache standzuhalten oder etwas zu ertragen, das außerhalb des eigenen Kontrollvermögens liegt. Sie wird selbst dann ausgeübt, wenn jemand versucht, eine schwierige Situation zu verändern (also eine Strategie des Nicht-Aufgebens übernommen wird), weil die unangenehme Situation hingenommen werden muss, bis sie verändert werden kann.

Trauern

Dies ist die Fähigkeit, Verluste, die eine Situation mit sich bringt, zu betrauern. Es gibt mehrere Aufgaben bei der Trauerarbeit. Eine besteht darin, die Traurigkeit zu erleben, was die Fähigkeit ist, sich seelischem Schmerz eine bestimmte Zeit lang auszusetzen und ihn zu ertragen. Eine zweite Aufgabe besteht darin, verschiedene Teile des Selbst dazu aufzufordern, am Trauerprozess teilzunehmen, wie etwa die Emotionen, den Verstand oder eine inspirierende Fähigkeit durchzuhalten, obwohl jemand Schmerzen hat. Um es darin zu etwas zu bringen, wird die Fertigkeit des *konstruktiven Trauerns* angeregt (Sharoff, 2002, 2004/2007).

Selbstbestätigung

Dies ist die Fähigkeit, das Selbstwertgefühl zu steigern, Optimismus zu entwickeln, die Aufmerksamkeit auf positive Eigenschaften zu richten, zu einem Anwalt in eigener Sache zu werden und zu sich selbst in eine fürsorgliche und liebevolle Beziehung zu treten.

Beschreibende Beurteilungen

Dies ist die Fähigkeit, eine Situation unter den ihr eigenen Bedingungen zu erfassen und sie phänomenologisch zu analysieren (Zinker, 1977). Dabei wird Zurückhaltung bei der Bewertung geübt, um den Drang, schon vor dem Beschreiben zu urteilen, zu stoppen. Es werden dann auf empirische Fakten gestützte Beweise über die Situation gesammelt, um das Handeln zu bestimmen, als Einleitung zu einer Zustimmung oder Ablehnung von ungenauen Annahmen zu einer Situation.

Problemlösung

Dies ist die Fähigkeit, zuerst das Problem zu definieren und dann alternative Lösungen dafür zu finden. Dann werden die Folgen, die sich aus diesen Lösungen ergeben, festgestellt. Eine Lösungsmöglichkeit wird ausgewählt, und es folgt die Festlegung einer Technik, um die Lösung in die Tat umzusetzen (D'Zurilla und Goldfried, 1971; Goldfried, 1980; Mahoney und Arnkoff, 1978; Spivack et al., 1976).

Perspektivenwechsel

Dabei geht es um die Fähigkeit, die Wahrnehmung auf anderes zu lenken, statt nur auf ein negatives Bild im Vordergrund fixiert zu bleiben, das in diesem Augenblick die Aufmerksamkeit beherrscht. Andere Teile des Gesamterlebens werden neben der gegenwärtigen negativen Wahrnehmung aufgenommen.

Selbstsicherheit

Dies ist eine Fähigkeit, positive Selbstbilder aufzubauen, durch die das Selbst als fähig und in der Lage gesehen wird, Ziele zu erreichen. Selbstsicherheit ist nicht nur ein Gefühl der eigenen Person gegenüber, sondern eine geistige Fähigkeit, die Eigenwahrnehmung zu bestimmen und sich den weiteren Verlauf vorzustellen – bevor er verwirklicht wird. Sie bewirkt das, was Bandura (1977, 1997) als Selbstwirksamkeit bezeichnet, die Überzeugung des Einzelnen, auf die Folgen einer Situation einwirken zu können.

Anpassung

Dies ist die Fähigkeit, sich an eine problematische Situation oder an ein immer wiederkehrendes negatives Gefühl anzupassen. Zur gleichen Zeit, in der unerwünschte Kräfte bestehen, wird eine geistige Einstellung entwickelt, damit die Menschen mit ihnen leben können.

Zusammenfassung

Die kognitive Bewältigungstherapie vertritt einen theoretischen Ansatz, nach dem eine Pathologie auf Defiziten und Fehlern beim Einsatz von Fertigkeiten beruht. Fehler bei der Anwendung der Fertigkeiten entstehen durch Bewältigungsfertigkeiten im Übermaß, eine Verkennung der Situation, einen fehlerhaften Zeitbezug sowie eine falsche Reihenfolge der Vorgehensschritte. Eine ungeeignete Kombination von Fertigkeiten wird als irrationale, fehlangepasste Bewältigungsfertigkeit bezeichnet. Eine Theorie zur Gesundheit für körperlich kranke Menschen wird vorgeschlagen, die die folgenden Fertigkeiten umfasst: Akzeptanz, Toleranz, Trauern, Selbstbestätigung, beschreibende Beurteilungen, Problemlösung, Perspektivenwechsel, Selbstsicherheit und Anpassung.

Kapitel 3

Strategien für die Krankheit

Die kognitive Bewältigungstherapie vertritt ausdrücklich die Ansicht, dass Menschen ihr Leben planen müssen. Wenn sie in eine bestimmte Lage kommen, werden sie sich sofort eine Strategie zurechtlegen, wie sie einem Bedürfnis nachkommen, ein Ziel erreichen oder eine Richtung verfolgen können. Diese Strategie ist Grundlage für den Gesamtplan und bestimmt die Vorgehensweise in einer gegebenen Situation.

Sobald diese Strategie ausgewählt worden ist, besteht der nächste Schritt darin, die für ihre Umsetzung benötigten Fertigkeiten anzuwenden. Sie sind das Mittel zum Zweck, um das endgültige Ziel zu erreichen. Dazu setzen die Menschen eine metakognitive Fähigkeit ein, die auch als *Hauptfertigkeit* (engl.: *master skill*) bezeichnet wird. Mit ihrer Hilfe werden die Fertigkeiten bestimmt und konfiguriert, die nötig und hilfreich sind. Sie ordnet auch die Reihenfolge an, in der sie eingesetzt werden, damit sie ein koordiniertes Manöver bilden, um das übergeordnete Ziel zu erreichen. Kurz: Die Fertigkeiten sind Teil der Technik, die eingesetzt wird, um die von der strategischen Planung vorgegebene Richtung sicher einzuhalten.

Strategien sollten nach den Ergebnissen bewertet werden, zu denen sie führen: Fördert oder behindert eine Strategie die Anpassung? Das Ziel einer Strategie wird zu einem großen Teil durch ihren Anwendungszeitpunkt beeinflusst. Beispielsweise kann eine bestimmte Strategie in der Phase des Krankheitsbeginns Schaden anrichten, doch im späteren Krankheitsverlauf kann dieselbe Strategie die Anpassung unterstützen.

In diesem Kapitel geht es hauptsächlich um häufig auftretende, fehlangepasste Strategien und darum, wie und wann ihre Anwendung sinnvoll sein kann. Es wird auch dargelegt, welche Fertigkeiten eine fehlangepasste Strategie ergänzen können, um schädliche Folgen abzuwenden. Durch die kognitive Bewältigungstherapie werden die Therapeuten dazu ermutigt, eine Strategie vorurteils- und angstfrei zu betrachten und sie vielmehr als etwas zu sehen, das Potenzial für einen gewissen Nutzen hat, je nachdem, wann sie eingesetzt und wie sie abgewandelt oder genutzt wird.

Die Strategie der Verleugnung

Eine Person, die sich einer Leugnungsstrategie bedient, geht mit einem Problem so um, dass die Krise nicht stattfindet. Die Symptome machen sich bemerkbar – der Patient sieht verschwommen, in den Gliedern zuckt es, die Haut verfärbt sich gelb, Geschwülste sind spürbar – doch der Verleugner bleibt in einem seelischen Kokon und führt sein Leben weiter so, als habe sich nichts verändert.

Wie ist das möglich, wenn der Körper doch offensichtliche Probleme hat? Die Verleugnung kann in der Weigerung bestehen, das wahrzunehmen, was zu fühlen oder zu beobachten ist. Tatsachen werden ignoriert, übersehen oder abgelehnt. Der Verleugner macht weiter, als wäre alles in Ordnung: Er sieht nichts Böses, hört nichts Böses. Zweitens: Verleugnung kann sich darin zeigen, dass dem Symptom, wenn es auftritt, keine besondere Bedeutung beigemessen wird. Es bedeutet dann eine beliebige Schwankung des körperlichen Befindens, die nichtssagend ist. Drittens: Von Leugnung sprechen wir auch dann, wenn zwar das Bestehen eines Krankheitssymptoms zugegeben, seine Ernsthaftigkeit aber in Abrede gestellt wird; es wird als harmlos gewertet. Viertens: Leugnung liegt auch dann vor, wenn die Tatsachen zur Kenntnis genommen, aber als unwahr oder unbegründet abgetan werden. Schließlich geht es auch um Leugnung, wenn die Richtigkeit der Diagnose zugegeben wird, doch die Krankheitsfolgen ignoriert werden.

Leugnung lässt sich nur über einen gewissen Zeitraum erfolgreich aufrechterhalten – bis sich die Symptome verstärken oder andere den Betroffenen dazu drängen, sich der Realität zu stellen. Doch solange die Symptome schwach bis mittelschwer sind, kann sich der Mensch mit seiner Leugnung manchmal sogar jahrelang in seinen Kokon zurückziehen.

Überlegungen zur Behandlung

Vom Standpunkt der kognitiven Bewältigungstherapie aus gesehen wird die Verleugnung zu einem Problem, wenn sie im falschen Kontext eingesetzt wird. In manchen Situationen ist sie sinnvoll. Terry, ein Patient, der an Krebs starb, nutzte eine Strategie der Verleugnung, um sein Leben im Gleichgewicht zu halten, ohne sich Sorgen darüber machen zu müssen, wie sein Leben enden würde. Er hatte es schwarz auf weiß, dass seine Familie nach seinem Tod eine deutliche Einbuße ihres Lebensstandards zu verkraften haben würde, aber unbewusst wählte er die Überzeugung, dass alles in Ordnung sein werde. Während er tat, was er konnte, um sie finanziell abzusichern, setzte er Verleugnung ein, um sich keine Sorgen über ihre Zukunft machen zu müssen, an der er nichts ändern konnte. Die Verleugnung machte es ihm möglich, sich die Zukunft seiner Familie ohne Schrecken und Angst vorzustellen. Er konnte sich wegen seiner selbst auferlegten Unwissenheit an seinen letzten Tagen freuen.

Sobald Verleugnung zu erkennen ist, sollten die Therapeuten als Teil einer Motivationsanalyse (Sharoff, 2002) mit dem Patienten darüber sprechen, ob dies eine hilfreiche oder schädliche Strategie ist. Es geht dabei darum, alle Bewältigungsstrategien reflektierend, objektiv und fair zu besprechen, um eine Abwehrhaltung abzubauen.

Eine Möglichkeit, mit Leugnung umzugehen, ist es, dem Patienten spezifische Einzelheiten darüber darzulegen, wie der Körper reagiert, wenn sein Verhalten schädigend ist oder er sich nicht nach den medizinischen Behandlungsvorgaben richtet (mangelnde Compliance). Als Nächstes sollten Sie den Patienten dazu auffordern, die Verantwortung für das schädigende Verhalten zu übernehmen (z. B.: Therapeut: «Bitte unterschreiben Sie dieses Formular, das erklärt: ‹Ich bin mir bewusst, dass es für mich schädlich ist, wenn ich ________________, doch ich habe die Absicht, auch in Zukunft damit fortzufahren.›»).

Eine andere Technik zur Bearbeitung der Leugnung besteht darin, in Selbstgesprächen dieses Vorgehen explizit zu erläutern. Hier ein Beispiel dafür:

> Ich will nicht über mein Handeln nachdenken oder über die Folgen meiner Handlungen. Ich will glauben, alles sei in Ordnung, obwohl mir gesagt wurde, dass ich mich durch mein Verhalten schädigen werde. Sobald es mir wieder besser geht, werde ich mir sagen, dass es keinen Grund gibt, mir über dieses gesundheitliche Problem Sorgen zu machen.

Dann wird der Patient dazu aufgefordert, dieses Selbstgespräch vorzulesen, bevor er die Leugnungshaltung einnimmt, damit ihm sein Handeln bewusst wird. Auch das dient dazu, ihn Verantwortung übernehmen zu lassen.

Eine Dialogtechnik kann dazu eingesetzt werden (Hycner, 1985; Polsters, 1973), wobei ein angepasster Anteil des Selbst als Gegengewicht zum leugnenden Teil entwickelt wird. Sowohl der frühere als auch der hinzugekommene Anteil des Selbst bekommen Namen (z. B. «die Seite von mir, die sich Gedanken um mich macht, im Gegensatz zu meiner genusssüchtigen Seite»). Der gesunde Anteil des Selbst spricht dann mit dem Patienten, bevor die schädigende Gewohnheit aufgenommen wird, damit es nicht zur gewohnten Leugnung kommt.

Auch vorbeugende Maßnahmen gegen Rückfälle lassen sich zusammen mit dieser Dialogtechnik einführen. Eine Liste der gefährlichsten Situationen wird zusammengestellt, in denen der Patient zum Straucheln neigt, leugnet oder wieder in seine, die Gesundheit gefährdenden, Gewohnheiten zurückfällt (Marlatt, 1985). Sobald er merkt, dass eine solche Situation entsteht, kann sich der Patient vor Verleugnung hüten und von vornherein die Haltung des gesunden Anteils seines Selbst übernehmen.

Die Strategie der Verlustablehnung

Wenn die Symptome zum ersten Mal auftreten, sind viele Patienten nicht auf die vielen Verluste vorbereitet, die ihnen aus der Beeinträchtigung durch ihre Krankheit entstehen werden; sie erheben sich gegen die Krankheit und weisen alle weiteren Probleme in ihrem Leben zurück. Indem sie verkünden, dass sie «stinksauer sind und die Nase voll haben», kämpfen sie gegen ihre Krankheit an und gegen jeden, der ihnen Unannehmlichkeiten macht. Sie ziehen geistig einen Strich in den Sand und sagen Gott, dem Schicksal, den Angestellten des Öffentlichen Gesundheitswesens und dem eigenen Körper: «Schluss. Ich habe genug. Ich will nicht weiter unter diesem Zustand leiden.» Sie drücken ihre Gereiztheit und Ungeduld jedem gegenüber aus, der sie enttäuscht oder ihnen einen weiteren Verlust, z. B. ihrer Zeit, Ausgeglichenheit, guten Laune oder ihrer weiteren Gesundheit bereitet. Eine Strategie der Verlustablehnung hat zum Ziel, den Patienten und seine Familie vor weiteren Verletzungen und Widerwärtigkeiten aufgrund der Krankheit oder der Behandlung zu bewahren. Die vordringlichen Bedürfnisse sind Sicherheit und Geborgenheit. Trauer, Enttäuschung und Verärgerung sind die Motive hinter dieser Strategie.

In dieser Hinsicht ergeben sich tatsächlich Vorteile aus einer solchen Haltung. Indem sie einen festen Standpunkt einnehmen, gegen weitere Verluste protestieren und Klagen äußern (offen oder versteckt), erleben sich die Patienten als stärker, als sie tatsächlich sind. Obwohl die Annahme, die Oberhand zu behalten, eine Illusion ist, fühlen sich die Patienten als Kämpfer gegen einen gesichtslosen Feind besser. Die Verlustablehnung kann sich sogar zu einem realen

Protest entwickeln, bei dem die Patienten zu ihrem eigenen Anwalt gegenüber den Ärzten, Versicherungen und den Einrichtungen des Gesundheitswesens werden.

Wenn die Verlustablehnung bis zum Exzess betrieben wird, entstehen jedoch Probleme. Dann führt die Verlustablehnung oft zu mangelnder Mitwirkung am medizinischen Therapieplan, wenn er zu kompliziert erscheint, sowie zu Wut und Verbitterung über die Krankheitsfolgen. Sie verdüstert die Stimmung, belastet die Interaktionen mit anderen und endet damit, dass die Patienten verdrießlich, reizbar und launisch werden. Im Mittelpunkt stehen dann häufig kleinliche Beschwerden über Unannehmlichkeiten bei der Behandlung, und unverhältnismäßig viel Zeit wird für Versuche aufgewendet, kleine Probleme zu beheben, nur um zu zeigen: «Ich lasse mich nicht mehr einfach so rumschubsen.» Oft führt sie zu einer übersteigerten Beschäftigung mit den eigenen Bedürfnissen als Teil einer Taktik der Selbstkompensation: um sich etwas zurückzugeben, nachdem einem so viel weggenommen worden ist. Diese Strategie führt häufig zu Selbstbemitleidung, dazu, sich über Verluste allzu sehr hinwegzutrösten: Doch damit entsteht das Bild des Selbst als armes Opfer, und das führt wiederum zu einem Gefühl von Ohnmacht.

Überlegungen zur Behandlung

Hinter der Strategie der Verlustablehnung stehen verabsolutierende Überzeugungen (z. B.: «Ich will mich nicht noch mehr Verlusten aussetzen. Mir sollten nicht so viele Verluste begegnen. So sollte mein Leben eigentlich nicht verlaufen.»). Diese verabsolutierenden Überzeugungen können als unflexibel und unrealistisch in Frage gestellt und stattdessen eine Sichtweise gefördert werden, nach der Verluste zugelassen werden müssen und nicht ausgeschlossen werden können, weil sie Teil des Krankheitsprozesses sind. Die Therapeuten können eine Grundeinstellung oder einen Standpunkt anregen, Verluste als nicht erwünscht zu sehen, statt als furchtbar oder als das Schlimmste (s. nächstes Kapitel über die kognitive Umstrukturierung).

Auch den Patienten, die übermäßig unter ihren Verlusten leiden, wird in hohem Maß Unterstützung zukommen müssen. Es sollte den Patienten ausreichend Zeit gelassen werden, um ihnen dabei zu helfen, ihren Verlust zu durchleben und ihre Gefühle darüber auszudrücken. Auch die Kehrseite jedes Gefühls hervorzuheben, ist wichtig für das vollständige Erfassen der Folgen eines Verlusts. Wenn Patienten ihren Ärger zeigen, dann weisen Sie darauf hin, dass Kummer und Traurigkeit dahinterstecken. Wenn die Patienten in Traurigkeit versinken, dann betonen sie die Wut, die hinter den wiederholten Verlusten steckt. *Konstruktives Trauern* wird bei diesem Bemühen eingesetzt (Sharoff, 2004/2007), zuerst um Wut und Kummer auszudrücken. Dann wird der Verstand in einen Dialog eingebracht, um zu einer objektiven Sicht der Situation zu gelangen.

Die Patienten müssen begreifen, warum ihnen die Verluste so viel Kummer bereiten. Ein besonderer Grund dafür ist das Gefühl von Hilflosigkeit, wenn es darum geht, weitere Verluste zu vermeiden. Bei diesem Problem sind *Ertragen von Hilflosigkeit* und *Anpassung an Hilflosigkeit* sinnvoll, um mit unvermeidlichen Verlusten leben zu können (s. Kap. 8 resp. 9). Verluste führen auch zu einem Gefühl des Beraubtseins; bei dieser Schwierigkeit kann die Fertigkeit des *Hinnehmens der Deprivation* helfen (Sharoff, 2004/2007).

Die Strategie des Bewahrens

Eine bewahrende Strategie versucht, das zu erhalten, was im Leben vor der Krankheit positiv war; dabei kann es um die Lebensweise, die Karriere, die Beziehungsmuster oder die Rollenerfüllungen gehen, die für die Angehörigen Unterstützung und Hilfe bedeuteten. Menschen, die bewahren wollen, möchten nicht das verderben, was sie hatten, also verteidigen sie sich gegen Veränderungen. Sie empfinden innerlich Trauer und Enttäuschung, und wie die Menschen, die Verluste ablehnen, verbringen sie beträchtliche Zeit mit traurigen Betrachtungen über das Vergangene.

Bewahrer unterscheiden sich in mehrfacher Hinsicht von den Patienten, die Verluste ablehnen. Erstere beteiligen sich nicht an Protesten oder bitteren Anprangerungen wie Letztere. Sie sind nicht wütend und rebellieren nicht gegen die Bedingungen oder Situationen, durch die sie sich beraubt fühlen. Für sie steht nicht im Mittelpunkt, gegen alles zu kämpfen, was ihnen weitere Verluste eintragen wird. Sie lehnen weniger ihre Lage ab, sondern versuchen vielmehr, das zu bewahren, was ihnen am Herzen liegt. Sie wenden große Mühe auf beim Versuch, das Vergangene wiederzubeleben oder wiederzuerwecken, indem sie sich liebevoll und sehnsüchtig an glückliche Zeiten vor Krankheitsbeginn erinnern oder sich mit alten Ritualen trösten, die im Zentrum ihrer früheren Existenz standen.

Dies ist eine häufige Strategie von Patienten mit tödlichen Krankheiten. Als beispielsweise Willard erfuhr, dass er sterbenskrank war, hielt er dieselben Verhaltensmuster aufrecht wie immer. Er ging weiter gewissenhaft zur Arbeit, nahm am Leben seines Clubs teil, suchte wie üblich seine Lieblingsrestaurants auf etc. Er machte alles wie immer, um bis zum Schluss das Leben führen zu können, das er liebte. Andere Menschen mit einer tödlichen Krankheit verfolgen eine Strategie der Bewahrung, indem sie daran arbeiten, ihren Familie den gewohnten Lebensstandard auch über ihren Tod hinaus sicherzustellen. Sie möchten nicht, dass ihre Familie etwas ändern muss, nur weil sie gestorben sind.

Trauernde Familienangehörige belassen das Zuhause wie es war, als der geliebte Mensch noch am Leben war. Sie richten ihr Verhalten nach den Regeln und moralischen Grundsätzen des/der Verstorbenen («So hätte es Papa auch gemacht.»). Sie nehmen keine neue Beziehung auf, ändern ihre Gewohnheiten nicht und führen ihr Leben nicht anders als vor dem Tod des Partners.

Überlegungen zur Behandlung

In der kognitiven Bewältigungstherapie würde eine Strategie des Bewahrens in der Anfangsphase der Erkrankung als fehlerhafter Zeitbezug behandelt. In der Zeit vor der Krankheit macht die Neigung, eine Routine und feste Regeln einzuhalten, das Leben berechenbar und sicher. Damit wird das Leben geregelt und eine angemessene Arbeitsverteilung gebildet. Sobald sich jedoch die Krankheit zeigt und sich so viel verändert, wird eine Strategie des Bewahrens eingesetzt, um Veränderungen abzuwenden. Sie wird umgesetzt, um eine Welt, die im Begriff ist zu entgleiten, zu erhalten. Doch diese Strategie hat einen Nachteil und geht nicht auf die aktuellen Bedürfnisse ein. Die Patienten sind unter Umständen nicht in der Lage, körperlich die Alten zu sein. Diese Strategie wiegt die Patienten und die Angehörigen im Glauben, alles sei in Ordnung, obwohl das nicht der Fall ist. Sie lenkt alle davon ab, die Bewältigungsfertigkeiten zu lernen, die bei der Anpassung helfen könnten. Im Wesentlichen ist diese Haltung eine einfache, magische Antwort auf ein komplexes Problem. Es gibt bessere Strategien, die die Anpassung erleichtern.

Sobald jedoch die Fertigkeiten zur Unterstützung der Anpassung erlernt sind, der Krankheitszustand stabil ist und die Behandlungserfordernisse nicht mehr an erster Stelle stehen, vertritt die kognitive Bewältigungstherapie eine Strategie der Bewahrung. Sie ist äußerst hilfreich für die Zeiträume, die als Konsolidierungsphase und Phase der Synthese bezeichnet werden (s. Kap. 5). Die Strategie des Bewahrens kann zur Ausbildung einer neuen Lebensweise ermutigen, in die Elemente des früheren Lebens verwoben sind. Sobald man einen passenden Lebensstil angenommen hat, strukturiert diese Strategie das tägliche Leben (z. B.: «Aufstehen, Medikamenteneinnahme, Spaziergang, Frühstück, etc.»).

Die Strategie des Normalisierens

Dies ist eine Abwandlung der Strategie des Bewahrens. Ein Patient, der eine Strategie des Normalisierens übernimmt, möchte ganz eindeutig ein normales Leben führen, das sich als «das gute alte Selbst» definieren lässt. Wie die Bewahrer sehnen sie sich danach, den Zustand vor der Erkrankung aufrechtzuerhalten, und jede Veränderung der früheren Lebensweise wird abgelehnt. Selbst wenn die medizinischen Tatsachen für eine Veränderung des Vorgehens und des Status quo sprechen, kämpfen die «Normalisierer» dagegen an. Sie möchten ihr früheres Leben nicht antasten.

Sie unterscheiden sich von den Bewahrern durch ihre Motivation. Die Normalisierer fürchten die Krankheit und schrecken vor dem zurück, das sie erwartet (z. B. Veränderung, Verschlechterung, Isolation). Das vorherrschende Gefühl ist die Angst. Sie fürchten, ihr Körper könne nicht so weiter arbeiten wie gewohnt. Um mit dieser Vorstellung fertig zu werden, streben sie unermüdlich danach, das frühere Selbst – das Selbst vor der Erkrankung – intakt und am Laufen zu erhalten. Verzweifelt bemühen sie sich um ihr altes Leben, aus Sorge, dass sie nicht mehr der sind, der sie einmal waren. Sich normal zu fühlen ist ihr vordringlichstes Bedürfnis und ein Selbstzweck. Die Erwartungen der anderen zu erfüllen, der eigenen sozialen Rolle gerecht zu werden und die bewährten Leistungsstandards zu erreichen – zu Hause und bei der Arbeit – beweist ihnen selbst und den anderen: «Ich bin so gut wie eh und je.»

Um das klar zu machen, zwingen sie sich dazu, dieselben Tätigkeiten wie früher durchzuführen, und tatsächlich übertreiben sie dabei häufig. An Gewohnheiten, Routinehandlungen und Rollen wird ehrgeizig festgehalten; alles geht in der Regel wie gewohnt weiter. Diese Menschen verlangen von sich, weiter zu marschieren, koste es, was es wolle. Sie übernehmen immer neue Verantwortung, selbst wenn die Untersuchungsergebnisse darauf hindeuten, dass es aus medizinischen Gründen erforderlich wäre, weniger Verpflichtungen einzugehen. Tatsache ist, dass der Körper keine weitere Anstrengung ertragen kann, doch oft reicht auch das nicht aus, um sie davon zu überzeugen, ihre Tätigkeiten einzuschränken.

Andererseits sind die Bewahrer nicht in erster Linie auf das vor ihnen Liegende konzentriert, sondern auf das, was sie in der Vergangenheit hatten. Bei ihnen herrscht die Trauer über den Verlust ihres früheren Lebens vor. Sie könnten die Veränderungen an sich und auch die durch die Krankheit aufgezwungenen Identitätsveränderungen akzeptieren, wenn sie nur ihr altes Leben und die früheren Beziehungen behielten. Sie müssen den anderen nichts über sich selbst beweisen. Sie haben keine Angst davor, anders zu sein. Sie hängen nur an dem, was sie hatten, und möchten es nicht aufgeben, nur weil ihnen eine Krankheit sagt, dass es Zeit ist, anders zu sein.

Normalisierer haben eine feste Vorstellung davon, wer sie zu sein haben; darin ist kein Platz für die Identität eines Menschen, der Krankheitssymptome aufweist. Ihr Selbstbild basiert darauf, wie sie vor ihrer Krankheit waren, und ihre Absicht ist es, diese Identität um jeden Preis zu bewahren. Sie tun dies, um ihren Selbstwert zu bewahren. Sie hassen ihr neues Selbst, das stirbt oder behindert oder auf irgendeine Weise dysfunktional ist, und weisen es zurück. Sie mögen nicht, wozu sie geworden sind, und verachten die neue Auflage ihres Selbst.

Ron beispielsweise hatte seinen Körper, sein gutes Aussehen und seine Persönlichkeit gern. Er war erfolgreich bei allem, was er unternahm. Er war davon überzeugt, dass er alles erreichen könne, was er ernsthaft wollte. Er war ein wandelndes Zeugnis für Willenskraft. Dann kam die Krise: Er entwickelte Diabetes. Dreimal wurde er ins Krankenhaus aufgenommen, weil er sich auf dieselbe unvernünftige Weise verhalten hatte. Er war nebenan in eine Konditorei gegangen und hatte einen Schokoladekrapfen nach dem anderen gegessen, bis er in ein diabetisches Koma fiel. Zur Behandlung überwiesen, erfuhr er, dass der Diabetes für ihn eine narzisstische Kränkung war. Er konnte die Tatsache nicht tolerieren, dass sein «perfekter Körper» plötzlich schwach und irgendwie mangelhaft war. Ronald konnte nicht zulassen, dass der Diabetes in seinem Körper existierte. Er machte Anstalten, um seinem Körper zu zeigen, wer das Sagen hatte. Indem er einen Krapfen nach dem anderen aß, versuchte er durch Willenskraft zu beweisen, dass er seinen Diabetes überwinden und besiegen konnte.

Der Fall einer Mastektomie-Patientin verdeutlicht, wie Normalisierer im Vergleich zu Bewahrern, die Verluste zurückweisen, reagieren. Normalisierend würde sie ihren Körper ablehnen, weil er nicht mehr «normal» und so wie der Körper anderer Frauen ist. Sie würde sich nicht mehr als vollständig ausgestattet erleben; etwas Wichtiges würde fehlen – ihre Brüste –, und in ihren Augen wäre sie eine Missgeburt. Nach einer plastischen Operation würde sie jedoch mit sich Frieden schließen können, weil ihre Erscheinung wieder normal wäre. Patientinnen mit Verlustablehnung werden nach einer Mastektomie ebenfalls schwierige Zeiten durchleben, doch sie sind mehr auf den Verlust eingestellt – den Verlust der Brüste, den Verlust der Identität oder den Verlust an Zuneigung von ihrem Partner. Ihre Verärgerung bezieht sich auf das, was ihnen genommen worden ist, und sie können auch nach einer operativen Wiederherstellung darauf fixiert bleiben.

Überlegungen zur Behandlung

Eine Art, das Normalisieren zu behandeln, ist, es als eine Bewältigungsfertigkeit im Übermaß aufzufassen. Einiges an den Bestrebungen ist hilfreich, doch sie sind zu ausgeprägt und zu anhaltend. Es stachelt die Patienten gegen den Rat anderer Menschen auf, und letztlich schädigt es ihre Gesundheit. Der Drang zur Normalität ist zwar empfehlenswert, doch sobald er sich als kontraproduktiv für die medizinische Behandlung erweist, sollte die Strategie reduziert, wenn auch nicht völlig aufgegeben werden.

Eine andere Möglichkeit zur Behandlung einer Strategie des Normalisierens ist, sie als Verkennung der Situation zu betrachten. In einem bestimmten Zusammenhang – wenn nämlich die Krankheit nur unbeträchtlich die normale Rollenfunktion beeinträchtigt – ist eine Strategie des Normalisierens förderlich. In dieser Zeit ist es notwendig, den Blick auf die Krankheit zu vermeiden, nicht über körperliche Veränderungen oder schlechtes Befinden zu sprechen oder darüber zu klagen, und sich so zu verhalten, als wäre nichts. Dies ist eine typische Strategie für Patienten mit chronischen Schmerzen, die schon eine umfangreiche Behandlung erhalten haben oder operiert worden sind und für die medizinisch nicht mehr viel getan werden kann (Fordyce, 1976; Fordyce und Steger, 1979). Sie müssen soweit wie möglich wieder ihre früheren Rollenaufgaben übernehmen und alte Verhaltensmuster und Beziehungen wieder aufgreifen – ohne sich auf ihre Beschwerden zu konzentrieren. In anderem Kontext, wenn die Krankheit deutliche Einschränkungen der Lebensfunktionen mit sich gebracht hat und die Patienten nicht zu ihrem alten Selbst aus der Zeit vor der Krankheit zurückkehren können, sollte eine Strategie des Normalisierens nicht verfolgt werden. Es könnte beispielsweise die Patienten dazu antreiben, eine Person sein zu wollen, die sie aufgrund ihrer Symptome nicht sein können. Es kann die Patienten dazu veranlassen, die Anpassung an ihre Krankheit und das Erlernen von Fertigkeiten zu verweigern, die ihnen eine neue Daseinsweise erleichtern könnten, eine Existenz mit weniger Verschleiß für ihren Körper.

In einem Zusammenhang – in der frühen Krankheitsphase, wenn Behandlung und/oder operative Eingriffe nötig sind – kann eine Strategie des Normalisierens die Patienten veranlassen, der nötigen Behandlung nicht zuzustimmen und sich ihr nicht zu unterziehen. Denn eine Behandlung zeigt an, dass der Körper und das Leben abgewandelt, modifiziert werden müssen, und Normalisierer wollen das nicht wahrhaben. In einem solchen Kontext wird von einer Strategie des Normalisierens abgeraten. In wieder einer anderen Situation – in der Krankheitsspätphase, wenn eine Behandlung vielleicht nichts mehr ausrichtet, und die Patienten mit ihrem Körper, wie er ist, leben und sich an die Krankheit anpassen müssen –, kann die Strategie des Normalisierens nützlich sein, und es wird dazu ermutigt. Zu diesem Zeitpunkt wirkt sich das Interesse an einem normalen, freien Leben, uneingeschränkt von Behandlungszwängen, günstig aus. Diese Strategie kann dann die Patienten dazu anspornen, eine neue Identität und neue Lebensgewohnheiten zu etablieren, die als Grundlage für einen neuen Lebensstil dienen.

Eine auf die Identität ausgerichtete Behandlung ist wichtig bei Normalisierern, wegen der Ausprägung des Widerwillens, den die Patienten gegen ihre (neue) eigene Person haben. Ihre neue Identität ist anders als die alte, und die alte Identität ist durch die Krankheit zerstört. Daher ist eine Behandlung der Identitätsverfälschung nötig. Gleichzeitig wird es eine Hilfe sein, wenn die alte Identität möglichst lange aufrecht erhalten werden kann (s. Kap. 7).

Die Behandlung muss auch die Ansprüche an den Körper einbeziehen, so zu handeln wie das «alte Selbst», auch wenn das nicht mehr möglich ist. Oft sind die Patienten wütend über sich, weil Erwartungen nicht erfüllt oder Standards nicht erreicht werden. In einem solchen Fall müssen realistische Erwartungen an die körperlichen Leistungen entwickelt werden; ein Training zur *Anpassung an den Körper* wird bei diesen Bemühungen nützlich sein (Sharoff, 2004/2007). Dabei wird mit dem Patienten eingeübt, wie er mit seinem Körper umgehen und mit ihm als einer veränderten Größe funktionieren kann. *Selbstbestätigungstraining* kann ebenfalls hilfreich dabei sein, ein gleichmäßiges, hohes Selbstwertgefühl zu erhalten (s. Kap. 7). Normalisierer werden niedergeschlagen sein, wenn ihr Körper nicht wie erwartet funktioniert. *Selbstverstärkungstraining* und das *Training der Selbstanteilnahme* können dazu beitragen, dieser Tendenz zu begegnen. Eine begleitende Fertigkeit, der *Umgang mit Wut*, wird nötig sein. Die Behandlung von Erregtheit und Frustration wird wichtig sein, damit der Patient die Krankheit und ihre Folgen ertragen kann. Das Erlernen von *Entspannungstechniken* hat ebenso in dieser Zeit stattzufinden (s. Kap. 8).

Weil die Normalisierer hochgradig unter Angstgefühlen leiden, wird jedoch die Behandlung dieser Angst zur vordringlichsten Aufgabe, damit sich das Gefühl von Krise überwinden lässt. Die erste Behandlungsaufgabe besteht dabei darin, die Tatsache bewusst zu machen, dass hinter dem Bedürfnis des Patienten, normal zu erscheinen, die grundlegende Angst steht, anders zu sein. Um die Selbstablehnung zu lindern, ist *Akzeptanztraining* notwendig. Dann müssen dem Patienten Fertigkeiten zum *Ertragen der Angst*, wie etwa *Entspannungstechniken, Selbstüberwachung, sensorische Ablenkung* und Selbstinstruktionstraining nahegebracht werden (s. Kap. 8). Das wird ihm psychologisch das Leben erträglicher machen. Es wird ihm auch die Sicherheit geben, dass sein Selbst die Situation bewältigen kann. Normalisierer müssen sicher sein, dass sie wissen, wie sie zurechtkommen können; das wird ihre Angst vor der Krankheit abschwächen. Gleichzeitig sollte ihnen bewusst werden, dass die Sorge um ihr Wohlergehen sie nicht verlassen wird, weil ihre Leistungsfähigkeit auch weiterhin täglich in Frage gestellt ist. Das wird die Fertigkeit der *Gewöhnung an die Angst* erfordern (Sharoff, 2004/2007). Eine weitere Ursache für die Angst ist die Unsicherheit. Bei diesem Problem kann das *Ertragen von Unsicherheit* zusammen mit *Optimismustraining* (Sharoff, 2004/2007) helfen; dabei geht es auch darum, *die positive Seite zu betrachten* (Sharoff, 2002; 2004/2007).

Die Strategie der Selbstbetäubung

Diese Bewältigungsfertigkeit wird eingesetzt, wenn die Auswirkungen der Krankheit bewusst werden. Bei den seelischen Schmerzen über die vielen Veränderungen versuchen manche Patienten, diesem Leiden dadurch zu entkommen, dass sie sich selbst betäuben. Sie wollen der Tatsache nicht ins Auge sehen, dass ihr Leben zu Ende geht, sich wesentlich verändert oder beträchtliches Leiden bringen wird. Sie entfliehen der Realität, indem sie ihr Bewusstsein ausschalten und nur eingeschränkt wahrnehmen, was aus ihnen geworden ist und was sie durchmachen. Indem sie ihre Sinne betäuben und sich davor verschließen, wer sie sind, entziehen sie sich einem für sie enttäuschenden Leben.

Die Selbstbetäubung kann auf verschiedene Weisen erfolgen; eine häufige Form ist der Missbrauch von Alkohol, verschreibungspflichtigen Schmerzmitteln oder gängigen Drogen. Eine weitere Methode ist das Überessen, wobei Nahrung als Beruhigungsmittel gegen die Angst dient. Auch eine Depression kann als Form der Selbstbetäubung eingesetzt werden, durch die der Betreffende psychisch Abstand nimmt. Manche ziehen sich aus der Welt zurück durch übermäßig langes Schlafen oder eine Depression. Andere wieder betäuben sich durch ständige Aktivität oder Arbeitssucht; wenn sie nur genügend eingespannt sind, müssen sie ihre Gefühle nicht wahrnehmen. Eine Methode der Selbstbetäubung besteht schließlich darin, dass ein Patient in einen Schockzustand verfällt, wenn er seine medizinische Diagnose erfährt.

Das Problem der Selbstbetäubung ist, dass sie Wirkung zeigt. Patienten bedienen sich ihrer anstatt positiverer Bewältigungsmöglichkeiten, die eine Anpassung erleichtern würden, wie etwa Akzeptanz und Toleranz. Sie ist ein schneller Ausweg aus jedem Dilemma und hat ihre Vorteile, solange sie praktiziert wird. Doch sobald die Wirkung der Betäubung nachlässt (z. B. wenn der Patient wieder nüchtern wird), kehren die Schmerzen der Krankheit und die Angst über die Frage: «Was geschieht mit mir?» zurück.

Überlegungen zur Behandlung

Man kann Selbstbetäubung wie eine Bewältigungsfertigkeit im Übermaß behandeln. Das bedeutet, dass ein kluges Maß an selbstbetäubender Technik der Adaptation förderlich und von Vorteil sein kann; dazu gehört auch die Einnahme verordnungspflichtiger Medikamente nach ärztlicher Empfehlung. Der Genuss eines Glases Wein zum Abendessen (wenn dies medizinisch gerechtfertigt ist), um die Anspannung zu verringern, und regelmäßige Schlafpausen können sich vorteilhaft auswirken. Sich in angenehme sensorische Empfindungen zu flüchten, wie etwa am Abend ein heißes Bad zu nehmen, kann ebenfalls eine Form der Selbstbetäubung sein.

Wenn die Selbstbetäubung aber im Übermaß betrieben wird, kann sie zu einer doppelten Diagnose einer Alkohol- und/oder Drogenabhängigkeit führen, einhergehend mit der Anpassungsstörung, mit der die Krankheit nicht bewältigt werden kann. Es entstehen dadurch oft weitere Störungen, wie Depression oder Unangepasstheit in der Ehe. In solchen Situationen sollten die Therapeuten mit der Behandlung von Stoffmissbrauch und Eheberatung vertraut sein.

Ein vorherrschender Grund, sich selbst zu betäuben, ist die Ablehnung des Leidens. Ein Mensch, der sich selbst betäubt, sieht nicht gern ein Leben voller Schmerzen oder Belastungen vor sich. *Assimilation des Leidens* wird bei diesem Problem nötig sein (s. Kap. 6; Sharoff, 2004/2007). Das wird den Patienten auf ein Leben vorbereiten, in dem Leiden unvermeidlich ist.

Die Strategie der Selbstzerstörung

Selbstzerstörung ist eine fehlangepasste Bewältigungsstrategie, die sich aufgrund der Niedergeschlagenheit über den kranken Körper und der krankheitsbedingten Lebensweise entwickelt. Sie bildet sich aus als Reaktion auf die Unfähigkeit, sich auf die realen Gegebenheiten des Lebens einzustellen. Obwohl es wie ein Widerspruch in sich klingt, sie als Bewältigungsstrategie zu bezeichnen, bietet sie den Menschen Möglichkeiten, mit ihren Gefühlen umzugehen. Sie bietet ein Ventil für die Wut, indem der kranke Körper zerstört wird. Rache am Körper, dafür dass er krank geworden ist, äußert sich in Selbstzerstörung. Sich an den Angehörigen zu rächen, kann sich als Selbstverletzung manifestieren, die dazu führt, dass sie sich Sorgen machen müssen. Hass auf das Leben und auf Gott kann fälschlich auf den Körper gerichtet werden.

Selbstzerstörung kann in mehreren Formen auftreten. Eine Methode sind Alkohol und Drogen im Übermaß. Eine andere besteht darin, den Körper unablässig anzutreiben, um ihn zu bestrafen, wie etwa durch übertrieben langes Arbeiten. Eine dritte Methode ist, die medizinischen Anweisungen nicht zu befolgen, was wiederum dazu führt, dass die Symptome im ganzen Körper ausbrechen. Weitere Möglichkeiten sind riskantes Autofahren, fahrlässig Unfälle anderer Art in Kauf zu nehmen und Suizid.

Überlegungen zur Behandlung

Der selbstzerstörerische Patient weigert sich, mit einer chronischen oder tödlich verlaufenden Krankheit zu leben. Diese Patienten sind sich dieser selbstzerstörerischen Tendenz nicht bewusst oder leugnen sie. Ihre Handlungen müssen für sie interpretiert werden, um ihnen die Absicht bewusst zu machen. Die Ursache für diese Selbstzerstörung ist oft Ablehnung des Leidens, und bei dieser Schwierigkeit sollte die Fertigkeit der *Assimilation des Leidens* erworben werden (Kap. 6). Wenn die Patienten das Leben ablehnen, weil seine körperliche Seite für sie so unangenehm ist, wenden sie sich unbewusst der Selbstzerstörung zu, um dem Leben zu entrinnen. Um diesem Problem zu begegnen, sollten sie Techniken zur *Dämpfung des Unbehagens* erlernen, damit sie ihr körperliches Leiden und die Schmerzen lindern und mit ihrer Krankheit leben können (Sharoff, 2004/2007).

Eine der wichtigsten Ursachen für die Selbstzerstörung ist, dass sich der Betreffende selbst ein Gräuel ist. Hinter diesem Selbsthass steht oft irrationales Denken, dem man auf den Grund gehen sollte. Die Patienten geben sich häufig die Schuld für ihre Erkrankung. Um mit diesem Problem umzugehen, kann ein *Vergebungstraining* hilfreich sein (Sharoff, 2002). Sobald die Abneigung der Patienten gegen sich selbst abnimmt, kann eine *Selbstverstärkung* eingeleitet werden, damit sie sich wieder in vorteilhafterem Licht sehen können (Kap. 7).

Bei selbstzerstörerischen Patienten muss das Suizidrisiko eingeschätzt werden. Falls nötig, kann ein Vertrag zu ihrer Sicherheit geschlossen werden und so lange wirksam bleiben, bis der Patient erkennt, dass ein sinnvolles Leben auch unter den Gegebenheiten der Krankheit zu erreichen ist. Sich um eine *Sinnfindung* zu bemühen wird zu diesem Zweck sehr hilfreich sein (Sharoff, 2004/2007). Auch die *Problemlösung* ist eine lohnende Aufgabe, die den Patienten zeigen kann, wie sie ihre Probleme angehen können, ohne sich in den Suizid flüchten zu müssen.

Viele selbstzerstörerische Patienten sind einfach überwältigt von der Menge der Enttäuschungen, die ihnen aus der Krankheit erwachsen. Bei diesem Thema können das *Ertragen von Enttäuschungen* und das *Training zur Anpassung nach Enttäuschungen* helfen (Sharoff, 2004/2007). Sie können die Patienten darin unterstützen, ihre Situation zu akzeptieren, sich mit ihr auseinanderzusetzen, statt ihr durch Selbstschädigung zu entkommen suchen.

Auflösung

Es gibt eine Variante der Strategie der Selbstzerstörung – die Strategie der Auflösung. Dabei geht es um die Zerstörung dessen, was der Patient in der Zeit vor seiner Krankheit war. Sie wird angekündigt durch Sätze wie: «Mir ist einfach alles egal!», damit löscht ein Patient alle seine früheren Ziele, Gewohnheiten, Verhaltensmuster, Rollen oder seine Lebensweise aus. Zentral in der Strategie der Auflösung ist eine Abwertung des früheren Lebensplans. Die Absicht ist, die alten Regeln nicht mehr einzuhalten oder die früheren Überzeugungen zu befolgen.

Alles Mögliche kann an die Stelle des früheren Selbst aus der Zeit vor der Erkrankung treten. Der Patient beginnt ein Leben der Spaltung, in dem jedes Fragment oder jeder Teil des Selbst dominieren, die Ziele für die Zukunft auswählen und über die Entscheidung bestimmen kann. Dabei handelt es sich um eine Art von Zersetzung und Neugestaltung des Selbst. Die Auflösung kann eine zeitweilige oder dauerhafte Lebensform werden. Als vorübergehende Erscheinungen werden neue Überzeugungen, Ziele oder Rollen für eine gewisse Zeit wirksam und dann wieder durch einen anderen Teil des Selbst ersetzt, der die Kontrolle übernimmt und einen anderen Plan verfolgt. Als Dauerlösung ersetzt ein neuer Lebensstil den alten und bleibt wirksam.

Um Beispiele für eine Strategie der Auflösung zu zeigen, gibt es den Menschen, der eine lange ausgeübte Arbeit und konsequent verfolgte Karriere aufgibt und einen «vergnüglichen Job» annimmt, etwas, was er schon immer einmal machen wollte. Da ist der Patient, der sich entschließt, alles aufzugeben, auf Reisen zu gehen zu Zielen, von denen er schon immer geträumt hat. Andere Patienten beschließen, eine oder mehrere Affären zu haben, sich aus den Fesseln ihrer Ehe zu lösen und sexuell zu experimentieren. Andere werden zum «Hippie», probieren es mit alternativen Lebensstilen, oft verbunden mit Drogen. Die Strategie der Auflösung ist häufig bei Patienten mit tödlichen Krankheiten, denen jetzt «alles wurst» ist und die stattdessen in ihrem Leben mehr ihren Launen folgen, dem Wunsch zu rebellieren sowie ihren geheimen Sehnsüchten. In jedem Fall gestehen sich die Patienten zu, ihr Lebensmuster zu wandeln und einen versteckten oder unterdrückten Teil ihres Selbst aufleben zu lassen, damit er die Führung übernehmen kann. Andere Teile des Selbst werden unterdrückt, wenn der neue, jetzt dominierende Anteil die Lebensentscheidungen fällt.

Überlegungen zur Behandlung

Die Strategie der Auflösung entsteht, weil sich die Krankheit so nachdrücklich auf die Menschen auswirkt. Sie lässt sie erkennen, wie kurz und flüchtig das Leben ist, und dass die Zeit nicht mehr ausreicht, die alten Vorgaben zu verfolgen. Patienten in Auflösung möchten ihr Leben festhalten, etwas Sinnvolles tun und ausschließlich für die Gegenwart leben. Das ist die nützliche Seite dieser Strategie, und die Behandlung sollte dieses Bemühen unterstützen.

Die Arbeit des Therapeuten besteht darin, den Überblick zu behalten, so dass die Auflösung auf vernünftige, kluge Weise vor sich geht. Dies gelingt, wenn die verschiedenen Anteile des Selbst integriert werden können. Die Integration verhindert den abrupten Wechsel zu anderen Beschäftigungen, der für die wichtigen Menschen im Leben des Patienten so schockierend sein kann. Sie löst auch das Problem, dass bei zukünftigen Entscheidungen ein Teil des Selbst die Oberhand und allzu viel Einfluss bekommt gegenüber den anderen Anteilen. Um diese Integration zu erleichtern, werden die unterschiedlichen Anteile des Selbst herausgearbeitet und die Wünsche und Bedürfnisse jedes Teils angehört. Der Verstand überlegt dann die weitere Vorgehensweise, damit sich der Handlungsverlauf auf geordnete, kontinuierliche Weise abspielt. Damit werden die gesamten Interessen eines Menschen zwar repräsentiert und verfolgt, aber nicht nur impulsiv.

Die negative Seite der Auflösung ist die fehlende Bereitschaft, die Behandlungsvorschriften einzuhalten. Aufgestachelt durch den Kontrollverlust infolge der Krankheit rebellieren die Patienten mit der Strategie der Auflösung häufig gegen jeden und alles, was Kontrolle über sie ausüben könnte, wie etwa die medizinischen Erfordernisse. Wenn es einem Patienten besser geht, fängt er vielleicht wieder damit an, Alkohol oder Drogen zu konsumieren. Wenn er früher regelmäßig Sport getrieben hat, kann er sich zu einem trägen, untätigen Leben entschließen. In der Behandlung sollten die hinter der Auflösung stehenden inneren Dialoge in Worte gefasst werden (z. B.: «Ich will nur noch das tun, was mir im Augenblick angenehm ist, denn ich weiß nicht, wie lange ich noch zu leben habe.»), damit die Patienten erkennen, wie kurzsichtig die Strategie sein kann. Einem gesunden Anteil des

Selbst kann der Auftrag erteilt werden, dem impulsiven Anteil des Selbst zu widersprechen (z. B.: «Lebe nicht nur für den Augenblick, denn dann kannst du deine Zukunft durch unkluges Handeln beeinträchtigen.»). Auch kognitive Umstrukturierung kann mit einem Teil des Selbst versucht werden, indem sein Denken auf Rationalität hin geprüft wird (s. Kap. 4).

Zusammenfassung

Es gibt verschiedene fehlangepasste Strategien, die den Therapeuten bewusst sein sollten. Eine Strategie der Verleugnung verdrängt wichtige Informationen über die Krankheit aus dem Bewusstsein der Patienten. Eine Strategie der Verlustablehnung verweigert ein Leben mit den von der Krankheit auferlegten Verlusten. Eine Strategie des Bewahrens versucht ein Verstecken hinter den Gewohnheiten des Zustands vor der Erkrankung anstelle einer Anpassung an ein Leben mit der Krankheit. Aus Angst vor der Zukunft bewirkt eine Strategie der Normalisierung dasselbe. Eine Strategie der Selbstbetäubung schwächt das Bewusstsein dafür, was aus dem Leben des Patienten geworden ist. Eine selbstzerstörerische Strategie führt zur Selbstschädigung des Körpers, der krank geworden ist. Eine Strategie der Auflösung strebt die Beendigung eines früheren Lebensstils und den Beginn eines bedeutungsvolleren Handlungsverlaufs an, der aber häufig dem gesunden Menschenverstand und ärztlichem Rat zuwiderläuft.

Kapitel 4
Die Möglichkeit der kognitiven Umstrukturierung

Der Therapieansatz der Bewältigungsfertigkeiten gehört zur kognitiven Verhaltenstherapie. Seit sie in den 1960er Jahren (Beck, 1963; Ellis, 1962) zuerst in Erscheinung trat, hat die kognitive Verhaltenstherapie eine wichtige Rolle im Bereich der Psychotherapie eingenommen (Dobson, 1988, 2001). (Siehe Übersicht bei Dobson and Block [1988].) Sie wurde als eine «Paradigmenrevolution» bezeichnet (Mahoney, 1974). Die kognitive Verhaltenstherapie umfasst die kognitive Umstrukturierung und den Therapieansatz der Bewältigungsfertigkeiten. Die kognitive Umstrukturierung ist ohne Frage der vorherrschende Ansatz der kognitiven Verhaltenstherapie. In diesem Kapitel werden Praxis, Theorie und Methodik der kognitiven Umstrukturierung dargelegt. An Beispielen werden ihre Funktionsweise sowie die wichtigsten und häufigsten Techniken erläutert. Schließlich werden in diesem Kapitel auch die Nachteile dieses Ansatzes bei körperlich kranken Patienten geschildert.

Theorie zur Praxis

Das Grundprinzip hinter dem Ansatz der kognitiven Umstrukturierung ist, dass die Kognition (das Denken) zwischen Stimulus und Reaktion vermittelt und dass Menschen ihr Verhalten verändern, wenn sie ihr Denken verändern. Die kognitive Umstrukturierung basiert auf der Theorie, dass die Einschätzung und die Wahrnehmung von Ereignissen die Reaktion auf ein Ereignis beeinflussen, und dass auf eine Änderung im Denken eine Verhaltensänderung folgen wird (Beck, 1976; Beck et al., 1979; Ellis, 1971).

Die Theorie zur Praxis stellt fest, dass irrationales, unrealistisches oder fehlangepasstes Denken der Pathologie zugrunde liegt. Unzureichende, unlogische oder unangemessene Gedanken, die das auslösende Ereignis betreffen, verursachen größtenteils die Störung und nicht das Ereignis an sich. Dadurch, dass die kognitiven Vorgänge untersucht und dann so verändert werden, dass sie rational, realistisch oder angepasst sind, können die Menschen ihre affektiven und Verhaltensprobleme lösen. Kognitive Vorgänge können auch kognitive Inhalte umfassen, wie etwa irrationale Grundüberzeugungen (Ellis und Harper, 1975) oder kognitive Verzerrungen, die Mechanismen des Denkprozesses darstellen, und die zu unrealistischen Überzeugungen führen (Beck et al., 1979; Burns,1980; Dryden und Ellis, 1988).

Es gibt zwei Modelle der kognitiven Umstrukturierung. Das eine wird als rationalistischer Ansatz bezeichnet und steht für die Arbeit von Ellis (1962, 1971; Ellis und Grieger, 1979; Ellis und MacLaren, 1998), Beck (1976; Beck et al., 1979; Beck und Emery, 1988; Beck et al., 1990) und Meichenbaum (1977, 1985). Das zweite Modell heißt der konstruktivistische Ansatz und steht für die Arbeit von Kelly (1991), Guidano (1988), Mahoney (1977, 1995), Neimeyer (1985) und anderen. (Eine ausgezeichnete Besprechung der Unterschiede zwischen diesen beiden theoretischen Standpunkten ist bei Mahoney, 1988, nachzulesen.) Die Rationalisten haben die kognitive Umstrukturierung durch ihr genaues, klares, leicht umzusetzendes und sehr stringentes Protokoll bekannt gemacht, das viele Therapeuten als *das* Modell zur Veränderung des Denkens ansehen. Da dieses rationalistische Modell der bekannteste Ansatz für die kognitive Umstrukturierung ist, gehen wir in diesem Buch von diesem Modell für die Anwendung bei körperlich kranken Patienten aus.

Methodik der kognitiven Umstrukturierung

Im Folgenden sind die Schritte für das Umstrukturieren des Denkens durch die kognitive Therapie (Beck et al., 1979) aufgeführt.

1. Identifizieren Sie das auslösende Ereignis, das für einen Menschen von Bedeutung ist.
2. Identifizieren Sie die Reaktion dieses Menschen auf das Ereignis, einschließlich des emotionalen, physiologischen und auf das Verhalten bezogenen Ausmaßes.

3. Identifizieren Sie seine Überzeugungen zu diesem auslösenden Ereignis und die Reaktion auf dieses Ereignis.
   3a. Fragen Sie danach, wie sicher der betreffende Mensch annimmt, dass seine Überzeugung realistisch, rational und angepasst ist, von 0 bis 100; 100 steht für die völlige Sicherheit, dass die entsprechende Überzeugung richtig ist.
4. Wandeln Sie die Überzeugung in eine überprüfbare Hypothese um. Die Überzeugung, die bisher als selbstverständliche Tatsache galt, wird dann wissenschaftlich überprüft.
   4a. Lassen Sie den Patienten einen objektiven Standpunkt einnehmen, bei dem er bereit ist, sein Denken sachlich zu überprüfen, statt es automatisch als zutreffend anzusehen.
5. Sammeln Sie Beweise zu dem Ereignis, um die Hypothese zu bestätigen oder zu verwerfen. Stellen Sie das Denken des Patienten in Frage und widersprechen Sie ihm, damit es zu einer kritischen Überprüfung kommt.
   5a. Eine weitere Möglichkeit besteht darin, andere Perspektiven vorzuschlagen, beispielsweise alternative Interpretationen der Fakten, alternative Konsequenzen zusätzlich zu den vom Patienten vorhergesehenen Konsequenzen, weitere Ursachen, außer den vom Patienten angenommenen Ursachen für die Situation.
6. Wenn genügend Fakten zusammengetragen sind, erkundigen Sie sich danach, ob die Hypothese stimmt.
7. Wenn die Hypothese verworfen wird, entwickeln Sie an ihrer Stelle neue Gedanken, die rational, realistisch und angepasst sind.
8. Gewinnen Sie Akzeptanz für dieses neue Denken. Zeigen Sie dem Patienten, dass es zu weniger negativen Gefühlen, weniger physiologischen Störungen und einem konstruktiveren Verhalten führt.

Der Ansatz der rational-emotiven Verhaltenstherapie ist sehr ähnlich wie derjenige der kognitiven Therapie. Die Unterschiede zwischen beiden sind teilweise stilistischer Natur. In der rational-emotiven Verhaltenstherapie wird polemischer und konfrontierender mit den Patienten gearbeitet (Ellis und MacLaren, 1998; Wessler und Wessler, 1980). Wenn dem Denken eines Patienten widersprochen wird, spricht man in der rational-emotiven Therapie von «Disputation». In der kognitiven Therapie wird eine kollegiale Beziehung zu den Patienten angestrebt, da beide Seiten gemeinsam daran arbeiten, die Tatsachen herauszufinden. Es werden auch unterschiedliche Schwerpunkte gesetzt. In der rational-emotiven Therapie steht eher das verabsolutierende Denken im Mittelpunkt, während die kognitive Therapie sich auf ungenaue, unrealistische Wahrnehmungen konzentriert.

Typen von Überzeugungen

Es gibt häufige Überzeugungen, die üblicherweise Gegenstand der kognitiven Umstrukturierung sind; diese werden als Hauptursache für Störungen betrachtet. Sharoff (2002) hält an diesen Überzeugungen – er nennt sie «übersicheres Denken» – als vornehmliche Ursache von Störungen fest, weil die Patienten sicher sind, dass dieses Denken richtig ist, und sie bleiben «überzeugte Anhänger».

Verabsolutierendes Denken

Dies ist eine normative Überzeugung, die eine starre, unbeugsame, unnachgiebige Regel oder einen festen Maßstab für einen Menschen, einen Ort, eine Gruppe, eine höhere Macht oder ein Ereignis festsetzt (Dryden und Ellis, 1988, 2001). Die Überzeugung ist eine Aufforderung oder ein Befehl, vollständig, unbedingt und ausnahmslos an einer Regel oder einem Standard festzuhalten. Der Überzeugung ist die Vorstellung eigen, dass ein Befolgen der Regel oder des Standards ein Muss, lebenswichtig und von äußerster Bedeutung ist. Der verabsolutierende Gedanke wird in hohem Maße die Einschätzung der Situation beeinflussen, wenn die Regel gebrochen oder der Standard nicht erreicht wird, was dann zu einer ernsten, extremen Beurteilung als «schrecklich» oder «furchtbar» führt. Ellis (Dryden und Ellis, 1988, 2001) hat festgestellt, dass verabsolutierendes Denken die Hauptursache für Störungen ist.

Im Allgemeinen verfolgen Streitgespräche über verabsolutierendes Denken die folgenden therapeutischen Absichten:

a) die Sichtweise dahingehend zu verändern, dass die Folgen eines Nichtbefolgens einer Forderung oder einer Regel nicht furchtbar, sondern unangenehm oder unerwünscht sind
b) die Beurteilung des Ereignisses zu verändern, so dass sie weniger extrem und vernünftiger ist und als unerwünscht oder unglücklich beurteilt wird
c) Bereitschaft zu schaffen, dass es nicht furchtbar ist, eine Regel nicht zu befolgen oder einen Standard nicht einzuhalten, sondern lediglich eine Situation, die nicht wünschenswert ist
d) die zugrunde liegende Lebenseinstellung und die starren Regeln in Frage zu stellen, die Menschen dazu bringen, so zu reagieren, wie sie es tun.

Unrealistisches Denken

Menschen können unrealistisch denken, wenn es um die Bedeutung geht, die sie einer Situation zumessen, oder über das, was in Zukunft geschehen wird, und wie sich eine Situation auf eine andere auswirkt. Wie über die Bedeutung einer Sache gedacht wird, hat damit zu tun, wie die Situation definiert wird. Gedanken über die Zukunft haben mit Vorhersagen oder der Beurteilung von Wahrscheinlichkeiten zu tun. In Gedanken zu sehen, wie eine Situation zu einer anderen führt, kann Katastrophendenken sein.

A. Unrealistische Beurteilungen einer Bedeutung

Dies ist eine unrichtige Beurteilung über die Definition einer Situation, die auf einer fehlerhaften Interpretation der Tatsachen beruht. Empirische Beweise stützen diese Schlussfolgerung nicht, oder die sogenannten Daten sind unzuverlässig oder ungültig (Beck et al., 1979; Salkovskis, 1996).

Streitgespräche über Bedeutung verfolgen die folgenden therapeutischen Absichten:

a) Beweise zu sichern, um eine vermutete Tatsache zu stützen: «Woher wissen Sie, dass X der Fall ist?»
b) zu zeigen, dass eine Überzeugung nur eine Hypothese ist, die so lange nicht als Wahrheit für selbstverständlich gelten kann, als nicht die Tatsachen überprüft sind; eine Bereitschaft beim Patienten zu schaffen, ihre Schlussfolgerungen über eine Bedeutung wissenschaftlich zu überprüfen
c) zu demonstrieren, dass es nicht nur eine einzige richtige Annahme über die Bedeutung einer Situation gibt, um den Glauben an übersicheres Denken zu erschüttern
d) eine objektive, vernünftige Definition einer Situation oder eines Konzeptes zu gewährleisten.

B. Fehlerhafte Vorhersagen

Dabei handelt es sich um eine falsche Beurteilung der Wahrscheinlichkeit oder Vorhersage, weil sie nicht ausreichend auf Fakten gestützt ist. Jemand glaubt, dass etwas mit großer Wahrscheinlichkeit in der Zukunft geschehen werde, wenn es in Wirklichkeit sehr viel unwahrscheinlicher ist, dass dieses Ereignis eintreten wird. Die Vorhersage ist eine Annahme, dass etwas geschehen wird, doch sie beruht weitgehend auf ungesicherten Fakten. Katastrophendenken ist eine Art der Vorhersage, die sich auf andere Vorhersagen stützt, die zu einem unerwünschten Ergebnis führen werden.

Streitgespräche über Vorhersagen verfolgen die folgenden therapeutischen Absichten:

a) zu zeigen, dass eine Vorhersage nicht auf genügend Fakten gestützt ist, um das Festhalten daran zu verringern
b) zu zeigen, dass es noch weitere Folgen gibt, außer denen, an die der Patient glaubt
c) zu verdeutlichen, dass eine falsche Annahme als Grundlage für weitere falsche Annahmen verwendet wird, um zu zeigen, dass die Zukunft nicht so düster sein muss, wie der Patient glaubt.

Extreme, strenge Werturteile

Dies sind Beurteilungen, die versuchen, den Wert einer Sache oder eines Menschen festzustellen oder festzulegen, doch die Bewertung ist zu extrem oder zu streng. Ein Beispiel ist eine Beurteilung, die etwas für furchtbar, für schrecklich, grauenhaft oder für das Schlimmste erklärt, wenn es gar nicht so ist. Die Wertung schätzt den Grad der «Schlechtheit» falsch ein und zieht andere, schlimmere Ereignisse nicht in Betracht. Die Neigung, dies zu tun, wird als *Schrecklich-Machen* bezeichnet (Dryden und Ellis, 1988). Um dieses Problem zu behandeln, können die Therapeuten die Situation des Patienten mit der Situation anderer Menschen vergleichen, um einzuschätzen, welche schlimmer ist. Das erleichtert die Objektivität und vernünftigere Einschätzungen.

Irrtum bei der Zuschreibung

Dabei geht es um eine Schlussfolgerung über Ursache und Wirkung. Eine irrige Zuschreibung kann auf zwei unterschiedliche Weisen erfolgen. Es besteht eine Vermutung, dass etwas, das aus dem Menschen selbst kommt, ein Problem verursacht hat, wenn ebenso auch äußere Faktoren Schuld tragen könnten. Oder es besteht die Annahme, dass etwas von außen Kommendes die Schwierigkeit eines Menschen hervorgerufen hat, wenn gleichermaßen auch innere Faktoren dazu beigetragen haben. Einer inneren oder äußeren Ursache wird zu viel Gewicht beigemessen, und andere Faktoren werden nicht in Betracht gezogen. Um dieses Problem zu behandeln, sollten die Therapeuten zeigen, dass die Kausalität komplex ist und die Ursachen für Ereignisse vielfältig sind, wenn nach einer Schuld gesucht wird.

Reduktionistisches Denken

Dies ist die Überzeugung, dass ein komplexes Ganzes, zusammengesetzt aus vielen Bestandteilen, tatsächlich nur aus einem oder wenigen Teilen besteht. Ein Ereignis oder ein Mensch wird dann dieser kleinen, beschränkten Gruppe von Attributen gleichgesetzt, die dann bei der Wahrnehmung der Persönlichkeit in den Vordergrund tritt und das Denken beherrscht. Zur Behandlung dieses Problems sollten die Therapeuten die Komplexität des Selbst demonstrieren, um zu illustrieren, dass nur wenige prototypische Züge zu seiner Charakterisierung eingesetzt werden.

Fehlangepasstes und kontraproduktives Denken

Dies ist eine Überzeugung, die die Anpassung beeinträchtigt, behindert oder verhindert, dass ein gewünschtes Ergebnis erzielt wird. Zur Behandlung dieses Problems sollten die Therapeuten aufzeigen, dass Gedanken tatsächlich Einfluss haben und sich auf ihre Chancen, ein Ergebnis zu erzielen, auswirken. Therapeuten müssen zeigen, wie Gedanken unterstützend oder hindernd dabei sein können, ein Ziel zu erreichen.

Behandlung, wenn die Krankheit nicht zugelassen werden kann

Nachdem wir die Technik der kognitiven Umstrukturierung erklärt haben und auch, was sie zu korrigieren versucht, lassen Sie uns nun herausfinden, wie sie auf eine wichtige, fehlangepasste Bewältigungsstrategie angewandt werden könnte – auf das Nicht-Zulassen der Krankheit. Die Überzeugungen, die diese Strategie entstehen lassen, sind im Fokus unserer Aufmerksamkeit.

Diese Haltung, bei der die Patienten die Krankheit nicht wahrhaben wollen, ist für das Gesundheitswesen ein großes Problem. Es geht dabei um eine Grundeinstellung zur Krankheit, bei der diese gleichzeitig mit ihren Auswirkungen auf den Patienten und auf seine Familie abgelehnt wird. Mit dem Verstand können die Patienten vielleicht erkennen, dass sie eine Krankheit haben und diese sich auf unterschiedliche Weise zeigen wird. Emotional *weigern sie sich* jedoch, *diese Tatsache zu akzeptieren.* Oder die Diagnose wird angenommen, jedoch nicht die Krankheitssymptome («Ich weiß, dass ich ein chronisches Erschöpfungssyndrom habe, aber ich hasse es, immer müde zu sein.»). Das ist keine Leugnung, sondern *bewusster Protest und eine Ablehnung eines Zustands.* Auf emotionaler Ebene bestehen Abscheu, Feindseligkeit und Hass. Dieser Hass kann sich gegen den Körper des Patienten entladen, wo er auf verächtliche, erniedrigende Weise wahrgenommen wird. Der Hass kann sich auch gegen die Krankheit entladen, die damit zu einer außerhalb liegenden Größe oder einem Eindringling in den Körper wird, dem Hohn und Spott entgegengebracht werden («Diese beschissene Krankheit. Es ist schrecklich.») Insgesamt besteht *die Weigerung, die Gegenwart der Krankheit zu ertragen und sich daran anzupassen,* weil der Patient will, dass sie aus seinem Körper und Leben verschwindet.

Es gibt fünf Überzeugungen, die die Ablehnung der Krankheit untermauern. Nachstehend folgt ein Beispiel dafür, wie die kognitive Umstrukturierung bei diesen Überzeugungen vorgehen würde, und dann im Vergleich dazu, wie diese Überzeugungen mit dem Ansatz der Bewältigungsfertigkeiten angegangen würden.

1. Ich hätte diese Krankheit nicht bekommen dürfen. Mein Leben sollte nicht von Krankheit gebeutelt werden. ***Ich will, dass diese Krankheit aus meinem Leben verschwindet.***

Diese Überzeugung charakterisiert die Grundeinstellung oder den Standpunkt (*kursiv* gedruckt) des Patienten zu seiner gesundheitlichen Verfassung. Patienten äußern diese Grundeinstellung vielleicht offen, vielleicht aber auch nicht, doch der Grad ihrer Bestürzung oder ihres Kummers deutet auf eine Ablehnung ihrer Krankheit hin, die sich in Unzufriedenheit und Protest dagegen äußert, dass sie krank sind und als Folge dieses Zustands leiden müssen.

Die kognitive Umstrukturierung besteht darauf, dass hinter dieser Überzeugung die Lebenseinstellung steht, sich nicht von Kräften, die größer sind als man selbst, einengen und hilflos machen zu lassen. Diese Lebenseinstellung treibt die Menschen an, hartnäckig gegen diese Kräfte anzukämpfen und sich selbstgerecht gegen eine Situation zu wehren, die als ungerecht erlebt wird. In einem solchen Fall würde mit der kognitiven Umstrukturierung versucht, eine *Änderung der Lebenseinstellung* des Patienten zu erreichen (McMullin, 1986), indem man darauf bestehen würde, dass ein grundsätzlicher Erkenntnisfehler vorliegt, wenn die eigene Situation und die eigene Einschränkung und Hilflosigkeit überwunden werden sollen, obwohl dies gar nicht möglich ist. Das Behandlungsziel ist es, die Lebenseinstellung des Patienten dahingehend zu verändern, dass er die Machtlosigkeit akzeptiert, wenn sie ihm von einer unsichtbaren Macht (z. B. der Krankheit, den Institutionen des Gesundheitswesens) aufdiktiert ist. Stattdessen wird die Notwendigkeit einer neuen Lebenseinstellung betont, bei der nur eine vernünftige, umsichtige Haltung eingenommen wird in einer Situation, in der die Patienten feststellen: «Ich will das nicht, was mit mir vor sich geht.»

Im Allgemeinen wird bei der kognitiven Umstrukturierung besondere Aufmerksamkeit auf die verabsolutierende Haltung der Grundüberzeugung in der Feststellung Nummer eins gelenkt («Ich *hätte* diese Krankheit *nicht* bekommen dürfen.»). Die Überzeugung fordert indirekt kategorisch, dass die Krankheit, Gott, das Schicksal, der Zufall oder das medizinische Fachpersonal eine Änderung der Situation herbeiführen sollen. Im Wesentlichen stellt die Überzeugung die Forderung dar, vor Schaden bewahrt zu werden: «Ich darf durch diese Krankheit nicht belastet werden oder dadurch keine Nachteile erleiden müssen.» Das Nicht-Zulassen der Krankheit stellt daher einen Anspruch dar auf einen *Status als besondere Person,* den die

Krankheit, Gott, das Schicksal oder der Zufall keinem Menschen verleihen.

Hauptanliegen der kognitiven Umstrukturierung ist die Veränderung der Grundüberzeugung. Eine Methode dazu besteht in der Anwendung eines Wahrnehmungswechsels (Ellis und Harper, 1975; McMullin, 1986). Den Patienten werden zwei Grundüberzeugungen nebeneinander gezeigt, und sie sollen diejenige auswählen, die den *geringsten* Schaden verursacht. Zunächst wird die eigene, irrationale Forderung des Patienten, vor Krankheit verschont zu werden, vorgestellt. Dann wird eine alternative Grundeinstellung festgehalten, die Forderungen meidet: «Ich wollte, ich hätte diese Krankheit nicht bekommen. Ich wollte, sie würde mir weniger Probleme machen. Mir wäre es am liebsten, sie wäre einfach wieder weg.» Wenn die Patienten so denken, bitten sie nur die Mächte, die größer sind als das eigene Selbst, was eine angemessene, vernünftige, logische Reaktion auf die gegebenen Umstände ist. Diese Denkweise übertreibt die unglücklichen Umstände nicht dadurch, dass sie als furchtbar oder als das Schlimmste, das ihnen je passieren konnte, charakterisiert werden. Es vermeidet das Katastrophisieren und führt zu weniger ausgeprägten negativen Gefühlen, was annehmbarer ist, weil die Patienten zwar außerordentlich unglücklich sind und trauern, nicht aber wütend oder depressiv sind. Die Patienten äußern jede Feststellung laut und erleben dann die Wirkung der beiden Gedanken auf ihre Empfindungen. Dann wählen sie die Aussage aus, die bei ihnen die geringsten negativen Gefühle hervorruft, was natürlich die zweite sein wird.

In der kognitiven Bewältigungstherapie liegt der Schwerpunkt auf anderen Themen als bei der kognitiven Umstrukturierung. Hier wird theoretisch angenommen, dass mit der kognitiven Umstrukturierung, bei der das Gewicht auf die Vorstellung dessen, was vorzuziehen ist, gelegt wird (z. B.: «Ich möchte, dass die Krankheit weggeht.»), unbeabsichtigt der Protest gegen die Krankheit aufrecht erhalten wird, wenn auch in geringerem Umfang. Damit wird auch ein Ablehnen der Krankheit fortgesetzt. Auch bleibt damit die Krankheit im Vordergrund des Denkens. Stattdessen strebt die kognitive Bewältigungstherapie eine Integration der Krankheit in das Leben der Patienten an, indem sie versucht, die Krankheit zu einer weiteren Facette des Menschen zu machen (wenn auch zu einem bedeutsamen Charakteristikum). Statt sich auf die Reaktion auf die Krankheitssymptome als unglücklich oder unerwünscht zu konzentrieren, würde in der kognitiven Bewältigungstherapie *die Assimilation des Leidens* betont, wodurch das Leiden ein zwar unerwünschter, aber doch normaler Teil des Lebens für einen körperlich kranken Menschen wird. Das hat den Vorteil, dass die Krankheit mit der Zeit gedanklich in den Hintergrund tritt; von dort aus beeinflusst sie natürlich auch die Lage, sie steht aber nicht mehr als dominierendes Thema im Vordergrund.

Die kognitive Bewältigungstherapie konzentriert sich nicht in erster Linie auf die Grundüberzeugung, sondern auf die Exekutivüberzeugungen, die den Patienten dazu bringen, die Krankheit hinzunehmen. Die kognitive Bewältigungstherapie stimmt insofern mit dem Standpunkt der kognitiven Umstrukturierung überein, als Menschen sich im Allgemeinen wohler fühlen, wenn sie gemäßigtere Grundüberzeugungen haben («Es wäre mir lieber, wenn ich diese Krankheit nicht hätte.»). Doch wenn der Patient sich immer noch vehement gegen die Krankheit wehrt, steht dies nicht zur Debatte. Stattdessen wird ein Perspektivenwechsel eingeleitet, um mit der *vorherrschenden Realität zum aktuellen Zeitpunkt zurechtzukommen.*

Wenn ihnen das gelänge, wären die Patienten durch die Folgen ihrer Krankheit und ihrer irrationalen Grundüberzeugung weniger belastet. Sie würden ein weniger starkes Bedürfnis verspüren, ihren Zustand abzulehnen und dagegen zu protestieren.

2. Meine Krankheit belastet mich sehr und verursacht mir viel Ärger. Ich bin durch sie sehr gestraft. Ich musste viele Enttäuschungen erleben und fühle mich auf vielfältige Weise beraubt. ***Mir reicht's. Ich hasse die Situation, in der ich mich befinde.***

Diese Überzeugung verdeutlicht die Reaktion auf die Krankheitsfolgen. Der erste Teil der Feststellung beschreibt das auslösende Ereignis (die Häufung von Unglück, Bestrafung, etc.), und der zweite Teil (**halbfett** gedruckt) ist die Reaktion darauf. Die Reaktion besteht auch aus Hass und Verzweiflung.

Eine häufige Intervention der kognitiven Therapie besteht darin nachzufragen, ob die Beschreibung des auslösenden Ereignisses (in diesem Fall besteht das auslösende Ereignis aus den Krankheitsfolgen) die Tatsachen zutreffend wiedergibt. Das heißt, ist die Situation so schlimm, wie der Patient annimmt? Hat es so viele Enttäuschungen und Entbehrung gegeben, wie der Patient glaubt? Eine ungenaue Charakterisierung der Situation zieht eine unrealistische Interpretation der Lage nach sich (z. B.: «Ich befinde mich in einer furchtbaren Lage.») Das motiviert eine Reaktion, mit der die Krankheit nicht zugelassen wird. Um die Richtigkeit der Überzeugung einzuschätzen, wird ein kognitiver Therapeut (Beck et al., 1979) die deskriptive Beurteilung in eine Hypothese umwandeln («Trifft es zu, dass Ihnen Ihre Krankheit so viele Beschwerden verursacht hat, wie Sie sagen?»). Es werden Fakten für diese Feststellung gesammelt.

Wenn die Beschreibung des Auslösers stimmt, dann ist die nächste Frage, die geklärt werden sollte, die

Reaktion des Patienten: **Ist der Hass auf die Krankheit und deren Folgen rational und angepasst?** Die rational-emotive Therapie (Ellis und Abrams, 1994) sieht kein Problem darin, dass der Patient die Krankheit hasst. Die folgende Aussage wird als vernünftig und logisch bezeichnet: «Ich hasse es wirklich, von diesem Zustand heimgesucht zu werden ... wie traurig und widerwärtig er doch ist! Ich wünsche sehr, er würde verschwinden ...» (S. 47). Hass – ein starkes Gefühl – wird in der rational-emotiven Therapie nicht angesprochen und behandelt, solange der Patient rational denkt, wenn er das Verschwinden der Krankheit zwar vorziehen würde, er es aber nicht einfordert. Das wird als angepasst angesehen.

Die kognitive Bewältigungstherapie stimmt mit der rational-emotiven Therapie darin überein, dass die oben geschilderte Überzeugung rational ist. Sie vermindert negative Emotionen, und kurzfristig gesehen ist das angepasst. Auf lange Sicht ist es jedoch nicht angepasst, wenn Wut und Hassgefühle auf die Krankheit beibehalten werden. Hass lässt ein Nicht-Zulassen der Krankheit erkennen, und diese Reaktion ist nicht hilfreich. Hass zu empfinden führt leicht zu einem allgemeinen Gefühl von Unzufriedenheit, größerer Unruhe, Verbitterung und Depression. Im Gegensatz dazu **akzeptiert und integriert** eine sinnvolle Reaktion die Krankheit in das eigene Leben (weil das die Realität ist, mit der der Patient leben muss); er lebt mit der Krankheit in Würde und Frieden und wirft niemandem – nicht sich selbst, nicht Gott oder nicht anderen – vor, sie verursacht zu haben. So ermutigt die kognitive Bewältigungstherapie die Therapeuten, den Patienten dabei zu helfen, die Krankheit in ihr Leben zu integrieren. Hass behindert diesen Prozess. Er zeigt und führt die mangelnde Bereitschaft fort, sich einzustellen und an die Unausweichlichkeit der Krankheitsfolgen anzupassen, zu denen häufig Enttäuschung, Deprivation, Frustration, Leid, ein Gefühl des Bestraftseins und der Benachteiligung gehören. Sobald deshalb in der kognitiven Bewältigungstherapie Hass auf die Krankheit zutage tritt, wird darauf hingearbeitet, dass die Patienten Fertigkeiten einsetzen, mit denen sie negative Empfindungen hinnehmen können, wenn sie sich nicht vermeiden lassen. Sobald die Patienten gelernt haben, mit diesen Emotionen zu leben, schwächt sich der Hass auf die Krankheit ab.

3. Die Krankheit hat mir schon genug Probleme gebracht. ***Ich weigere mich, noch weiteres Unbehagen, weitere Enttäuschungen und Entbehrungen zu ertragen.***

Diese Überzeugung ist ein Standpunkt zu den Krankheitsfolgen. Wenn überwältigende Kräfte wie Ansteckung oder das Alter dem Menschen die Kontrolle entreißen, reagieren allzu viele darauf, indem sie auf irrationale Weise versuchen, den Schaden zu begrenzen, den Krankheit, die Behandlung dagegen oder das Altern verursachen. Wutentbrannt über ihre Machtlosigkeit, entwickeln sie eine Grundüberzeugung (***halbfett und kursiv*** gedruckt), mit der sie wieder die Herrschaft über ihr Leben übernehmen wollen. In Gedanken teilen sie der Krankheit, Gott oder dem medizinischen Fachpersonal mit: «Jetzt ist Schluss.» Manche der körperlich Kranken sagen offen: «Ich habe genug», während andere diese Meinung für sich behalten, weil es irrational klingt, an Gott oder eine Krankheit Forderungen zu stellen. Die Reaktionen der Menschen – Reizbarkeit, Frustration, Wut – zeigen das Vorhandensein dieser Grundhaltung an.

Sobald die Patienten zugeben, dass sie so denken, würde die kognitive Umstrukturierung diese Überzeugung als unrealistisch und als Wunschdenken behandeln, um jede weitere Strafe und Benachteiligung zu vermeiden. Doch der Kummer und die Bestürzung der Kranken über ihre gesundheitlichen Schwierigkeiten verdeutlichen ein viel tiefer liegendes Problem, nämlich den Versuch, die charakterisierenden Merkmale der Krankheit nicht zuzulassen.

Das bedeutet, wenn jemand eine Krankheit hat, die üblicherweise zu Aufruhr, Enttäuschung, Entbehrungen und schlechtem Befinden führt, dann ist dies ein wichtiges prototypisches Merkmal dieses Konzepts (in diesem Fall besteht das Konzept aus dieser speziellen Krankheit). Wenn dem so ist, dann sind diese Merkmale ein Bestandteil der Kategorie; sie gehören dazu und müssen akzeptiert werden. *Fehlangepasstheit tritt dann auf, wenn körperlich kranke Menschen sich darüber aufregen, dass es charakterisierende Merkmale eines Konzepts gibt.* Wut über die Folgen einer Erkrankung zeigt eine Ablehnung der charakterisierenden Merkmale jener Kategorie an.

Es ist jedoch menschlich, störende, unangenehme, unwillkommene und nicht wünschenswerte Merkmale eines Konzepts zu hassen (in diesem Fall die Krankheit oder deren Behandlung). Dennoch würde dies im Rahmen der kognitiven Bewältigungstherapie nicht als vernünftige Reaktion angesehen. Wenn jemand über die Merkmale eines Konzepts Bescheid weiß (z. B. das Wesen eines Menschen), sich aber immer noch darüber aufregt, dass das Konzept ein bestimmtes Merkmal besitzt, dann ergibt das keinen Sinn. *Sich «mit etwas abfinden» bedeutet, sich an die wichtigen prototypischen Merkmale des Konzepts anzupassen* (Rosch, 1973, 1975; Rosch und Mervis, 1975; Rosch et al., 1976). Im Fall der Krankheit sind die Merkmale Enttäuschung, Entbehrungen, etc.

Therapeuten sollten den Patienten dabei helfen, die Merkmale, die ihre Krankheit begleiten, die Merkmale eines Konzepts und die Beziehung der beiden untereinander zu akzeptieren. Alle Merkmale eines Konzepts sind aufeinander bezogen. Wenn beispielsweise ein bestimmter Krankheitserreger das Nervensystem einer Patientin angegriffen hat und das dazu führt, dass sie sich nicht mehr richtig bewegen kann, dann erschwert das wiederum das Gehen. Das bedeutet eine zunehmende Frustration in ihrem Leben aufgrund der Demyelinisation der weißen Substanz in ihrem Gehirn und Rückenmark. Damit sind eine verstärkte Frustration und die Erkrankung des zentralen Nervensystems miteinander in Beziehung stehende Merkmale ihrer Krankheit. Wenn sie Fortschritte machen soll, muss sie sich mit der Tätigkeit des «*Merkmal-Lernens*» befassen, d. h. sie sollte ein Konzept begreifen – in diesem Fall die Multiple Sklerose (MS) – und die Beziehung zwischen den wichtigen Merkmalen, durch die das Konzept definiert wird. Jedes Merkmal ist unentwirrbar mit den anderen verknüpft, denn sie teilen eine Beziehung. Eins kann nicht von dem anderen abgetrennt werden. Wenn jemand ein Merkmal aufweist (z. B. die Demyelinisation) dann hat er auch die anderen Merkmale (Frustration) auf dem Hals.

Die Probleme fangen an, wenn die Menschen die Merkmale des Konzepts auszuwählen suchen, mit denen sie bereit sind zu leben, und diejenigen abzulehnen, die sie für nicht wünschenswert halten. Sie sind nicht willens, alle wichtigen Merkmale des Konzepts zuzulassen. Sie entwickeln eine Einstellung, mit der gefordert wird, dass bestimmte prototypische Merkmale der Kategorie – in diesem Fall der MS – nicht dazugehören sollten. Diese zugrunde liegende irrationale Überzeugung ist eine wichtige Ursache für eine Fehlanpassung an die Krankheit.

Mit der kognitiven Umstrukturierung würde dieses Problem dadurch behandelt, dass dem körperlich kranken Menschen zu einer rationalen Reaktion auf die unerwünschten prototypischen Merkmale der Kategorie verholfen wird. Im Grunde wird dabei der Patient zu dem Gedanken ermuntert: «Dieses hervorstechende Merkmal der Kategorie ist für mich zwar unerwünscht und ein Unglück, aber es steht nicht in meiner Macht, dieses Merkmal, das die Kategorie definiert, auszuschalten.» Die kognitive Umstrukturierung würde das Konzept und seine Merkmale definieren («Sie haben eine Krankheit, die Entbehrungen mit sich bringen wird.») und dem Patienten helfen, sich an diese Realität anzupassen. Sokratisches Fragen (Ellis und Bernard, 1985) könnte dabei eingesetzt werden, wobei die Fragen so zu stellen sind, dass es den Patienten erleichtert wird, einen rationalen Standpunkt zu entdecken («Möglicherweise mögen Sie ein Merkmal Ihrer Krankheit nicht, aber können Sie es abschaffen?»).

In der kognitiven Bewältigungstherapie würde die Weigerung, noch irgendwelche negativen Krankheitsfolgen zu ertragen, behandelt, indem die Notwendigkeit der *Assimilation des Leidens* erörtert würde. Die Ablehnung negativer Konsequenzen würde als Ablehnung weiteren Leidens aufgefasst. Die Gefühle hinter dieser Haltung – Frustration, Angst, Hilflosigkeit – werden dann besprochen, um zu zeigen, wie sie die Ausbildung einer Grundhaltung der Ablehnung negativer Folgen beeinflussen. Das würde zu einer Assimilation des Leidens führen. (Näheres s. Sharoff, 2004/2007.)

In der kognitiven Bewältigungstherapie würde auch die Verhaltensreaktion auf die negativen Folgen losgelöst von der inneren Reaktion behandelt. Die Patienten würden aufgefordert zu kämpfen – nur auf Verhaltensebene –, um ihre Situation zu verändern, damit sie sich weniger beraubt und enttäuscht fühlen. Gleichzeitig würde die kognitive Bewältigungstherapie zu einer inneren Reaktion ermuntern, die vom Kampf gegen die im Augenblick vorherrschende Realität abrät, die aus Deprivation, Enttäuschung oder was auch immer bestehen mag. Damit wird eine innere *Anpassung* an die vorherrschende Realität eingeleitet, denn das ist es, was zu diesem Zeitpunkt existiert und akzeptiert werden muss. Drei Fertigkeiten würden insbesondere diesen Versuch unterstützen: ein Training zur *Anpassung nach Enttäuschungen*, ein Training zum *Hinnehmen der Deprivation* und ein *Ertragen von Hilflosigkeit*. Diese Fertigkeiten könnten entweder direkt (die Selbstgespräche des Selbstinstruktionstrainings) oder indirekt (Techniken wie etwa Bilderleben, symbolische Gesten oder andere, im Buch *Leben mit chronischen und unheilbaren Krankheiten* erörterte Techniken) die verabsolutierende Überzeugung: «Diese Krankheit darf mir keinen Schaden zufügen.» umwandeln.

4. Diese Krankheit ist furchtbar. Mein Leben ist furchtbar, seit ich diese Krankheit habe.

Körperlich kranke Menschen beurteilen ihre Krankheit und deren Auswirkungen häufig als furchtbar, schrecklich, grauenhaft oder als «das Schlimmste». Die Bewertung stellt die Situation in ein düsteres Licht, was noch zusätzlich negative Gefühle hervorruft. Die kognitive Umstrukturierung macht geltend, dass keine gesundheitliche Situation furchtbar ist und es nichts gibt, was sie schrecklich macht. Laut Ellis und Abrams (1994, S. 56) «[bedeutet] schrecklich 100 % schlecht oder so schlecht wie möglich. Aber fast nichts ist 100 % schlecht, denn es könnte immer noch schlechter sein, als es ist». Sie behaupten, dass selbst eine Situation, die zu 99 % schlecht ist, immer noch schlechter sein könnte; die Schmerzen könnten schlimmer sein, die Deprivation noch umfassender, etc. Sie machen geltend, dass selbst ein tödliches Leiden nicht furchtbar sei (Ellis und Abrams, 1994). Es ist nur sehr, sehr schlimm. Der Tod könnte vom Patienten als Katastrophe bezeichnet werden, denn er beendet sein Leben, aber die Lage könnte immer noch schlechter sein, wenn nicht für den Patienten, dann doch für seine Familie.

Bei der Arbeit mit körperlich kranken Menschen wird dieses Argument vorgebracht durch *objektivierendes Entgegnen* (McMullin, 1986). Es werden Fragen gestellt, die es den Patienten erleichtern, eine Situation gegen eine andere abzuwägen. Dies wird als «*relativierendes Denken*» bezeichnet, mit dem ein auslösendes Ereignis in Relation zu einem anderen gesehen wird, wenn es darum geht festzustellen, wie schwerwiegend jedes einzelne ist. Dies erweitert die Perspektive zu der Ansicht, dass die Krankheit nicht das Schlimmste ist, was einem Menschen zustoßen kann. Im Grunde genommen ist dies eine Haltung des «Dankbarseins»: Sei dankbar für das, was Du hast, denn Du könntest noch weniger haben. Scheinbar bedeutet dieser Blickwinkel eine Erleichterung für die Patienten (zur Haltung der kognitiven Bewältigungstherapie zu dieser Sichtweise s. weiter unten). Die kognitive Umstrukturierung kann auch eine semantische Intervention einbringen (Wessler und Wessler, 1980), bei der andere Wörter (z. B. unerwünscht, weniger gut) an die Stelle der zu düsteren, extremen Beurteilung rücken und die Patienten dann feststellen sollen, wie sich das auf ihre Emotionen auswirkt. Die Sprache wird unter dem Aspekt ihrer Auswirkung auf das Ergebnis analysiert.

5. Ich kann diese Krankheit (oder meine Krankheitssymptome oder die Behandlung dagegen) nicht ertragen. Ich kann nicht ausstehen, was mit meinem Leben vor sich geht.

Diese Überzeugung richtet sich an die innere Problematik, etwas zu ertragen, das schwierig, belastend oder unangenehm ist. Eine Behandlungsmöglichkeit wäre, diese Überzeugung als unrealistische Einschätzung anzusehen. In der kognitiven Therapie (Beck et al., 1979) würde die Vorstellung in eine Hypothese umgewandelt und Fakten würden zusammengetragen, um festzustellen, ob der Patient den schwierigen, schlimmen Zustand wirklich nicht aushalten kann. Die Vorgeschichten der Patienten werden überprüft und daraus Situationen ausgewählt, um zu zeigen, dass sie doch die Fähigkeit haben, selbst schwere Zeiten zu ertragen und damit zurechtzukommen.

Es gibt auch andere Disputations-Techniken für diese Überzeugung. Übertreibung kann versucht werden, bei der die vermutete Unfähigkeit des Patienten gesteigert wird (McMullin, 1986). «Ist es wahr, dass Sie völlig und absolut unfähig sind, diesen schwierigen Zustand zu bewältigen? Haben Sie Recht, wenn sie sagen, dass Ihnen einfach alles fehlt, was zum Umgehen mit dieser schwierigen Situation nötig wäre?» Eine weitere Möglichkeit ist die Technik der *Methode des Unterschieds* (McMullin, 1986). Dieser Ansatz stellt dieselbe Situation bei unterschiedlichen Ergebnissen vor, zeigt aber, dass die verschiedenen Ergebnisse durch die unterschiedlichen Überzeugungen über die Situation bedingt sind.

Viele Patienten haben jedoch Recht, wenn sie sagen, dass sie die Krankheit nicht ertragen können, und das ist auch der Grund, weshalb sie sie nicht zulassen können. Sie haben ihre Fähigkeiten realistisch bewertet und festgestellt, dass ihnen die Fähigkeit, die Situation zu bewältigen, fehlt. In diesem Fall liegt das Problem nicht in der Vorstellung der Patienten, sondern bei einem Defizit an Bewältigungsfertigkeiten.

Schwierigkeiten mit dem Modell der kognitiven Umstrukturierung

Nachdem wir das Modell der kognitiven Umstrukturierung vorgestellt haben, wollen wir es nun im Hinblick auf seine Rolle im Gesundheitswesen kritisch betrachten. Es stellt zweifellos einen kraftvollen Ansatz dar, mit dem sich viel ausrichten lässt, der die Stimmung heben und viel bewirken kann, doch er hat auch seine Grenzen.

Zuerst wollen wir die Vorstellung der kognitiven Umstrukturierung einschätzen, dass eine Krankheit nicht furchtbar, sondern nur unerwünscht ist. Diese Botschaft kann jene Patienten aufrichten, deren Erkrankungen keine Symptome mit sich bringen und/oder sie nur geringfügig bis mittelgradig schädigen, beeinträchtigen oder belästigen. Die Botschaft, relativierend zu denken (das eigene Los mit dem anderer zu vergleichen, denen es schlechter geht), stößt jedoch häufig auf Widerstand, wenn nicht sogar auf Verachtung bei Menschen, deren Zustand mit intensiven Schmerzen verbunden ist oder die an einer behindernden, zur Invalidität führenden oder tödlich verlaufenden Krankheit leiden. Einem todkranken Patienten zu sagen, seine Krankheit sei nicht furchtbar oder schrecklich – sondern nur unerwünscht –, wird als lächerlich oder scheinheilig angesehen werden. Diesem Patienten zu sagen, er solle Trost darin suchen, dass es noch Schlimmeres gibt, wird ein schwacher Trost sein. Obwohl die körperlich kranken Patienten bei der kognitiven Umstrukturierung die objektive Wirklichkeit bereitwillig annehmen sollen, bleiben sie häufig bei ihrem subjektiven Standpunkt. Die Behandlung kann an diesem Punkt über der Frage nach der Quantität zusammenbrechen: Wie schlimm ist das Los des Patienten – furchtbar oder einfach nur sehr, sehr schlimm?

In der kognitiven Bewältigungstherapie sehen die Therapeuten es dagegen nicht als schädlich an, den

Patienten bei der extremen, schwerwiegenden Einschätzung ihrer Situation Recht zu geben. In der kognitiven Bewältigungstherapie nimmt man nicht an, dass die Behandlung beeinträchtigt wird, indem die Auffassung der Patienten, dass ihre Prüfung furchtbar sei, bestätigt wird, solange sie die nötigen kognitiven Bewältigungsfertigkeiten einsetzen. Das Problem liegt nicht in der irrationalen, unrealistischen Beurteilung, sondern in der Unfähigkeit oder der mangelnden Bereitschaft, die Situation zu bewältigen. Die kognitive Bewältigungstherapie stimmt mit der kognitiven Umstrukturierung darin überein, dass es weder rational noch realistisch ist und zu Niedergeschlagenheit und Selbstmitleid führen kann, wenn die Dinge als furchtbar angesehen werden. Jedoch ist *Rationalität nicht notwendigerweise gleichbedeutend mit Anpassung*, wie Meichenbaum (1977) aufzeigt. Rationalität, also vernünftiges Denken, ist kein Allheilmittel und keine alleinige Rettung. Die Menschen können irrational sein, doch solange sie Fertigkeiten einsetzen, die zur Anpassung führen, muss ihr Denken (einschließlich ihrer Grundüberzeugungen) nicht notwendigerweise Gift oder so problematisch sein. Auch das wieder ist eine Frage des Ausmaßes. Irrationales Denken verursacht, genau gleich wie alles als furchtbar zu sehen, eine gewisse Störung, doch die weitaus größere Störung ergibt sich durch irrationale, fehlangepasste Bewältigungsstrategien und andere ungesunde Kombinationen von Fertigkeiten, ein Defizit an Bewältigungsfertigkeiten, im Übermaß eingesetzte Bewältigungsfertigkeiten und Bewältigungsfertigkeiten, die im falschen Kontext, zur falschen Zeit oder in der falschen Reihenfolge eingesetzt werden.

Die Technik der kognitiven Umstrukturierung führt bei körperlich kranken Menschen und auch bei den Hinterbliebenen, zu einem weiteren Problem. Es geht dabei nicht um den Inhalt der Botschaft, sondern darum, wie diese überbracht wird. Die kognitive Umstrukturierung ist durch einen Stil gekennzeichnet, der einen bestimmten Patiententyp nicht anspricht. Die klare, direkte, verstandesbetonte, debattierende Art des rationalistischen Ansatzes kann auch als gleichgültig und wenig mitfühlend auf Patienten wirken, die sich einen «warmherzigeren,» emotionsorientierteren und nicht konfrontativen Therapeuten wünschen. Martin und Doka (2000) haben einen Typ von Patienten identifiziert, den sie als «intuitiv» bezeichnen, und der seine Gefühle ausleben und weinen muss, Unterstützung von anderen braucht und seine Emotionen wahrnehmen und mit ihnen in Verbindung bleiben muss, besonders dann, wenn er trauert. Diese Patienten sind auf der Suche nach einem Therapeuten, der beträchtliche Zeit damit verbringt, ihnen dabei zu helfen, ihre Gefühle wahrzunehmen und auszudrücken, und gleichzeitig ihre subjektive Sicht der Welt bestätigt («Sie haben es wirklich schwer. Das muss schrecklich für Sie sein!»). Die Methode und der Stil der kognitiven Umstrukturierung sind für die Bedürfnisse dieser Patienten nicht geeignet. Mit ihnen auf einer kognitiven Ebene zu bleiben, kann die Beziehung so stören, dass es zu einer Ablehnung der Behandlung oder des Therapeuten kommen kann.

Der Therapeut, der mit kognitiver Umstrukturierung arbeitet, versucht auf der Verstandesebene zu bleiben, in der Hoffnung, dass er die Patienten dazu bringt, auch auf dieser Ebene zu funktionieren. Bevor sich jedoch körperlich kranke Patienten auf diese kognitive Ebene einlassen können, müssen sie sich vielleicht durch Katharsis und Abreaktion zum Teil von ihren Gefühle befreien, doch bei der kognitiven Umstrukturierung werden sie dazu überhaupt nicht ermutigt! Die kognitive Bewältigungstherapie räumt ein, dass körperlich kranke Patienten und Hinterbliebene häufig durch ihre Emotion so unter Druck stehen, dass für sie die kühle, leidenschaftslose kognitive Orientierung der kognitiven Umstrukturierung von großem Vorteil sein kann. Sie kann sie dabei unterstützen, ihre Gefühle zu klären, und ihnen dabei helfen zu verstehen, weshalb in ihnen zu bestimmten Dingen solch intensive Gefühle aufsteigen. Bevor dies aber stattfinden kann, *müssen die Therapeuten den therapeutischen Stil der kognitiven Umstrukturierung für körperlich kranke Patienten modifizieren.* Ihren emotionalen Bedürfnissen, einschließlich der Anerkennung ihres Leidens, ihrer Verluste, ihrer misslichen Lage, ihrer Konflikte und Dilemmata, muss mehr Zeit gelassen werden. Körperlich kranke Menschen müssen spüren, dass ihr Therapeut ihre Schmerzen mitempfindet und ihre Qual versteht. Es muss sehr viel mehr Zeit für die emotionale Unterstützung bleiben. Ein sorgsames, empathisches, gefühlsorientiertes Vorgehen muss den Übergang zur kognitiven Untersuchung bilden. Eine Beziehung aufzubauen, ist entscheidend für die Arbeit mit körperlich kranken Menschen und Trauernden; diese Beziehung lässt sich *anfangs* nicht auf eine kognitive Analyse aufbauen, sondern auf die Gefühlswärme eines Therapeuten, der verständnisvoll und unterstützend vorgeht.

Zusammenfassung

Bei der kognitiven Umstrukturierung wird davon ausgegangen, dass die Überzeugung, mit der das auslösende Ereignis gesehen wird, die Hauptursache für eine Störung ist. Entsprechend besteht das Ziel der kognitiven Umstrukturierung in einer Veränderung des irrationalen, unrealistischen oder fehlangepassten Denkens. Verschiedene Techniken werden eingesetzt, damit nicht weiterhin mit solch unerschütterlicher Sicherheit – in der kognitiven Bewältigungstherapie als *übersicheres Denken* bezeichnet – an der Richtigkeit einer Überzeugung festgehalten wird. Sie konzentriert sich dabei auf bestimmte Denkweisen: verabsolutierendes Denken, unrealistisches Denken (u. a. auch unrealistische Beurteilungen von Bedeutungen, nicht zutreffende Vorhersagen und Katastrophendenken), extreme, strenge Werturteile, fehlerhafte Zuschreibungen, herabsetzendes und fehlangepasstes Denken. Um die Wirkungsweise der kognitiven Umstrukturierung beurteilen zu können, wird als Beispiel die fehlangepasste Bewältigungsstrategie des Nicht-Zulassens der Krankheit analysiert.

Kapitel 5
Einschätzung der Anpassung

Die Auswirkung der Krankheit hängt damit zusammen, wie gut sich die Menschen an die Krankheit anpassen. Eine gelungene Anpassung überwindet die negativen Auswirkungen der Krankheit. Diese besteht zwar, doch die durch sie hervorgerufene Beeinträchtigung ist minimal. Der Patient fühlt sich durch die Krankheit nicht abnorm, selbst wenn sein Körper nicht mehr der Norm entspricht. Es besteht Zufriedenheit mit vielem, obwohl die Situation des Menschen insgesamt alles andere als befriedigend ist. Im Gegensatz dazu macht eine unzureichende Anpassung die Krankheit sehr viel bedrückender. Es kann sein, dass die Auswirkungen der Krankheit geringfügig sind, die Wirkung auf die Lebensführung dagegen umfassend ist (z. B. verminderte Rollenerfüllung, Einschränkung im tätigen Leben). Die Symptome können alles überwältigen, selbst bei anatomisch minimalen Veränderungen; die Patientenrolle beherrscht die Identität.

Aus diesem Grund ist die Anpassung an die Krankheit eine entscheidende Variable für die gesamte Behandlung chronischer und tödlich verlaufender Krankheiten. Zu wissen, wie gut sich die Patienten anpassen, ist eine wichtige Vorüberlegung, um zu entscheiden, worauf in der Therapie eingegangen werden muss. In diesem Kapitel werden Hilfsmittel vorgestellt, mit denen sich abschätzen lässt, wie gut sich die Patienten anpassen. Es wird ein Instrument vorgegeben, das die Anpassungsphase der Patienten misst, und ein weiteres, um zu erkennen, welche Bewältigungsfertigkeiten fehlen.

Die Phasen der Anpassung an die Krankheit

Wenn sich die Patienten an ihre Krankheit anpassen, durchlaufen sie verschiedene Phasen. **Arbeitsblatt 5-1** auf S. 38 beschreibt die Reaktionen in fünf unterschiedlichen Phasen. Die erste Phase (Fragen 1–10) ist eine *Phase der Krise*, die Beunruhigung, Störung und Chaos mit sich bringt. Die zweite Phase (Fragen 11–20) ist eine *Phase der Stabilisierung*, in der nicht unbedingt eine Anpassung stattfindet, doch die Patienten sich gefestigter und weniger bedroht fühlen. Die dritte Phase (Fragen 21–30) ist eine *Phase der Entfremdung*, in der sich die Patienten ihrem Körper entfremdet fühlen und zu ihm auf Distanz gehen. Die vierte Phase (Fragen 31–40) ist eine *Phase der Konsolidierung*, in der sie sich wieder mehr an ihren Körper annähern, sich eher damit abfinden, krank zu sein, und sich insgesamt sicherer fühlen. Die fünfte Phase (Fragen 41–50) ist eine *Phase der Synthese*, in der sich die Patienten an die krankheitsbedingten Einschränkungen angepasst fühlen und selbst nach den körperlichen Veränderungen einen Sinn in ihrem Leben sehen. Eine umfassendere Beschreibung dieser Phasen findet sich im Buch *Leben mit chronischen und unheilbaren Krankheiten.*

Denken Sie immer daran, dass die Patienten diese Phasen nicht auf geradlinigem Wege durchlaufen; es geht nicht immer «vorwärts und aufwärts». Sie können zwischen Konsolidierung und Krise hin- und herpendeln, abhängig vom Auftreten neuer Symptome oder einer veränderten Prognose. Sie werden vielleicht nie in eine Entfremdungsphase eintreten. Sie machen möglicherweise eine kurze Krise durch, stabilisieren sich wieder und fangen dann an, die Elemente aus ihrem alten und dem neuen Leben zusammenzufügen. Manche Patienten erleben nie eine Krise, passen sich bereitwillig an und gehen unmittelbar in die Phase der Synthese über.

Arbeitsblatt 5-1: Phasen der Anpassung an die Krankheit

Die Menschen machen in ihrer Krankheit unterschiedliche Phasen durch. Wir möchten herausfinden, in welcher Phase Sie sind. Kreuzen Sie bitte die Antworten an, die auf Sie zutreffen.

- ☐ 1. Ich bin immer noch in einem Schockzustand darüber, dass ich diese Krankheit habe.
- ☐ 2. Ich bin sehr alarmiert und habe Angst davor, wie diese Krankheit mein Leben und meine Angehörigen beeinflussen wird.
- ☐ 3. Ich bin so verunsichert, seit diese Erkrankung bei mir ausgebrochen ist, weil sie alles bedroht, was mir wichtig ist.
- ☐ 4. Alles scheint im Chaos zu versinken. Mein Leben scheint nicht mehr stabil zu sein.
- ☐ 5. Ich habe das Gefühl, dass das Leben, mit dem ich vertraut war, zerbricht.
- ☐ 6. Diese Krankheit (oder ihre Behandlung) verändert oder verhindert so viel von meinen Gewohnheiten, Hobbys und anderen Dingen, die ich immer getan habe.
- ☐ 7. Seit dem Ausbruch dieser Krankheit sind mir viele Ziele, nach denen ich früher gestrebt habe, gleichgültig geworden.
- ☐ 8. In meinem Kopf scheint sich alles zu drehen, seit ich von dieser Krankheit erfahren habe, seit die Symptome bei mir eingesetzt haben oder seit es so aussieht, als würde diese Krankheit mein Leben so sehr verändern.
- ☐ 9. Ich glaube, ich bin an einem Wendepunkt meines Lebens.
- ☐ 10. Seit ich von dieser Krankheit erfahren habe, oder seit die Symptome eingesetzt haben, habe ich das Gefühl, dass mir alles, was mir früher wichtig war, aus den Händen gleitet, und ich kann es nicht aufhalten.
- ☐ 11. Ich bin nicht mehr so aufgewühlt wie früher, weil ich diese Krankheit habe. Ich habe den Schock größtenteils überwunden.
- ☐ 12. Ich empfinde mein Leben nicht mehr als chaotisch.
- ☐ 13. Ich kann jetzt die Tatsache, dass ich diese Krankheit habe, besser bewältigen.
- ☐ 14. Ich habe mich an meine Symptome oder daran, dass ich diese Krankheit habe, gewöhnt.
- ☐ 15. Mein Leben ist jetzt wieder fest und stabil.
- ☐ 16. Ich habe mich an das Leiden gewöhnt, das mir meine Krankheit verursacht.
- ☐ 17. Das Leiden, das diese Krankheit verursacht, beunruhigt mich nicht mehr so wie früher.
- ☐ 18. Ich habe die meisten, wenn nicht alle meiner alten Gewohnheiten, täglichen Routinen und normalen Tätigkeiten wieder aufgenommen.
- ☐ 19. Ich komme jetzt besser damit zurecht, dass ich nicht weiß, was in der Zukunft aus mir oder meinem Körper wird.
- ☐ 20. Ich habe das Gefühl, die Dinge wieder zusammenfügen zu können.
- ☐ 21. Ich mag meinen Körper nicht mehr so richtig, seitdem ich diese Symptome habe oder seit mir gesagt wurde, dass ich diese Krankheit habe.
- ☐ 22. Ich fühle mich so anders als andere Menschen, seitdem bei mir diese Symptome eingesetzt haben und seit ich von meiner Krankheit erfahren habe.
- ☐ 23. Ich ärgere mich so über mich selbst, weil ich meiner Rolle oder Teilen meiner Rollenverpflichtungen nicht mehr so wie früher nachkommen kann oder weil ich die Erwartungen aller oder mancher Mitmenschen an mich nicht mehr erfüllen kann.
- ☐ 24. Ich kann all die Veränderungen in meinem Körper oder die Veränderungen, die auf meinen Körper in der Zukunft zukommen, nicht ertragen.
- ☐ 25. Ich gebe mir selbst vollständig oder teilweise die Schuld dafür, dass ich diese Krankheit bekommen habe.

26. Ich rege mich über bestimmte Menschen in meinem Leben auf, weil sie nicht zu verstehen scheinen, was es heißt, diese Krankheit zu haben.

27. Ich rege mich über bestimmte Menschen in meinem Leben auf, weil sie mir nicht die Hilfe zukommen lassen, die ich jetzt, wo ich diese Krankheit habe, brauche. Ich fühle mich von ihnen im Stich gelassen.

28. Ich fühle mich mit dieser Krankheit so völlig alleingelassen.

29. Ich fühle mich bestimmten Menschen nicht mehr so eng verbunden wie früher, seitdem ich diese Krankheit bekommen habe.

30. Seitdem ich diese Krankheit habe, fühle ich mich Gott und/oder meiner Religion fern.

31. Ich habe nicht mehr solche Schuldgefühle, weil ich nicht mehr meine Rollenverpflichtungen erfüllen oder den Erwartungen anderer entsprechen kann.

32. Ich fühle mich den Menschen, die für mich in meinem Leben wichtig sind, näher.

33. Mein Körper hat sich verändert, aber ich fange an, ihn besser zu verstehen, was seine Einschränkungen anbelangt, wenn er bestimmte Dinge leisten oder nicht leisten kann, und was ich für ihn tun muss.

34. Ich bin nicht mehr annähernd so streng mit meinem Körper wie früher, weil er nicht mehr so sein kann oder bestimmte Dinge nicht mehr fertigbringt.

35. Ich finde Möglichkeiten, mit den körperlichen Problemen, die mir aus dieser Krankheit entstehen, richtig umzugehen.

36. Seit mein Körper angefangen hat, sich zu verändern, rege ich mich über manche für mich wichtige Menschen nicht mehr so auf wie früher.

37. Ich fühle mich jetzt meinem Körper näher und schätze ihn mehr.

38. Ich habe mich mehr auf andere Menschen eingelassen oder bin ihnen nähergekommen, seit ich diese Krankheit habe; das war für mich eine Hilfe.

39. Ich fühle mich jetzt Gott und/oder meiner Religion näher.

40. Ich habe viele meiner negativen Gefühle darüber, dass ich die Krankheit bekommen habe, überwunden.

41. Mein Leben scheint jetzt einen Sinn zu haben oder sinnvoller zu sein, als es am Anfang war, als ich krank geworden bin.

42. Ich habe neue Tätigkeiten gefunden, die für mich von Bedeutung sind.

43. Es ist mir gelungen, manche oder alle meine alten Tätigkeiten wieder aufzunehmen, durch die früher mein Leben einen Sinn hatte.

44. Ich spüre mein Leben wieder zu etwas Ganzem werden.

45. Ich habe mich an diese Krankheit gewöhnt und daran, das zu tun, was zu ihrer Behandlung nötig ist.

46. Ich habe mich jetzt daran gewöhnt, dass mein Körper nicht mehr gleich leistungsfähig ist wie früher, bevor die Krankheit ausgebrochen ist.

47. Ich habe Ziele, die mir wichtig sind und die ich verfolge.

48. Bestimmte Dinge sind für mich zu Ende oder werden zu Ende gehen, aber ich habe mich damit abgefunden.

49. Wenn ich bestimmte Dinge nicht tun kann oder wegen dieser Krankheit auf eine bestimmte Weise aussehe, dann weiß ich jetzt, wie ich damit umgehen kann.

50. Diese Krankheit ist jetzt lediglich zu einem Teil meines Lebens geworden und beherrscht nicht mehr mein Denken oder meine Aufmerksamkeit.

Auch wenn es keine genaue Grenze gibt, die die Probleme in irgendeiner Phase der Anpassung anzeigt, lassen mindestens sechs angekreuzte Fragen einer Phase darauf schließen, dass der Patient gerade diese Phase durchläuft. Patienten können auch Facetten von zwei Anpassungsphasen aufweisen. So können sie beispielsweise mehrere Aussagen zwischen 31 und 50 ankreuzen, was eine Konsolidierung bedeutet und auf einen Prozess der Synthese zu einem neuen Leben hinweist. Sie könnten aber auch mehrere Kreuze zwischen 1 und 10 sowie 21 und 30 setzen, was bedeutet, dass sie sich in einer Krise befinden und sich ihrem Selbst entfremdet fühlen. Therapeuten sollten auch auf Bündel angekreuzter Fragen achten. Beispielsweise könnte es sich um eine Entfremdung von den Mitmenschen, jedoch nicht vom eigenen Körper handeln.

Klinisches Interview

Sobald die Therapeuten über die entsprechende Adaptationsphase ungefähr orientiert sind, sollten sie sie noch eingehender untersuchen. Das oben stehende Arbeitsblatt muss durch ein klinisches Interview ergänzt werden, wobei der Untersucher unstrukturierte Fragen stellen kann. Die folgenden Fragen (s. **Kasten**) sind Beispiele dafür.

Fragen für die kritische Phase

1. Haben Sie das Gefühl, sich jetzt in einer Lebenskrise zu befinden?
2. Wie ist das für Sie, sich in einer Krise zu befinden? Wie weit gelingt es Ihnen, sich an diese Krise anzupassen?
3. Sind Sie im Allgemeinen an Krisensituationen gewöhnt? Ist dieses Gefühl von Krise für Sie neu oder ist es etwas, das Sie schon zu anderen Zeiten in Ihrem Lebens durchgemacht haben?
4. Wenn Sie schon früher einmal Krisen erlebt haben, wie sind Sie damit zurechtgekommen? Was war anders?
5. Gibt es Zeiten, in denen Sie nicht das Gefühl haben, in einer Krise zu stecken? Was geschieht dann? Wie verhalten sich die anderen dann? Was machen Sie oder was denken Sie, damit Sie sich nicht wie in einer Krise fühlen? Was müssten Sie tun, um diese positive Situation wieder erleben zu können? Was müssten Sie wieder tun, um Ihre Familienmitglieder dazu zu bringen, das zu tun, was Sie wollen, damit Sie nicht wieder eine Krise erleben? Was würden Sie sich selbst sagen, im Unterschied zu dem, was Sie sich sagen, wenn Sie das Gefühl haben, in einer Krise zu stecken?
6. Tun wir einmal so, als wachten Sie morgen auf, ein Wunder wäre geschehen und Sie fühlten sich, als hätten Sie die Krise überstanden, doch Ihre Krankheit wäre immer noch da und Sie müssten immer noch dagegen behandelt werden. Was wäre anders? Was könnten Sie tun, um dieses Wunder geschehen zu lassen? Was könnte Sie davon abhalten, es geschehen zu lassen?
7. Was könnten Sie tun, um dieses Wunder nur ein kleines bisschen, sagen wir zu 20 % wahr werden zu lassen? Was könnten Sie tun, damit es zu 50 % geschehen würde?
8. Befindet sich Ihre Familie oder sonst jemand, der Ihnen nahesteht, wegen Ihres gesundheitlichen Problems in einer Krise? Wenn ja, wie wirkt sich deren Krise auf Sie aus? Ist es schwer für Sie zurechtzukommen, wenn Ihnen nahestehende Menschen eine Krise durchleben? Wie würden sie sich ändern müssen, damit sich Ihr Gefühl von Krise legen könnte? Fühlen Sie sich schuldig, weil diese Menschen sich in einer Krise befinden?
9. Wer insbesondere müsste besser zurechtkommen, damit Ihre Krisenstimmung abnehmen würde?
10. Befürchten Sie, dass Sie jetzt krankheitsbedingt bestimmte Ziele in Ihrem Leben nicht mehr erreichen können? Haben Sie Angst, Sie müssten aufgeben oder sich bestimmte Lebensträume aus dem Kopf schlagen?
11. Wie kommen Sie mit Ihrer medizinischen Behandlung zurecht? Haben Sie sich an die Behandlungsnotwendigkeiten angepasst? Haben Sie sich an die Veränderungen angepasst, zu denen die Behandlung bei Ihnen geführt hat?
12. Sie stellen vielleicht fest, dass Sie zurzeit nicht allen Ihren Verpflichtungen nachkommen können. Was sagen Sie sich, wenn Sie anderen gegenüber Ihre Verantwortung nicht wahrnehmen oder den Erwartungen anderer nicht entsprechen können?
13. Vielleicht stellen Sie fest, dass Sie jetzt bestimmte Dinge nur mit Einschränkungen tun können. Wie gehen Sie mit Ihren Einschränkungen um? Fällt Ihnen dies schwer, und wenn ja, wie schwer auf einer Skala von 1 bis 10?

Anmerkungen zu Fragen bezüglich der kritischen Phase:

Die Fragen 3 und 4 fragen danach, wie sehr die Krise ein Teil des Lebens des Patienten ist. Neigt der Patient leicht dazu, Krisen zu haben? Hat der Patient eine Pseudokrise, wenn er sich in keiner echten Krise befindet, sondern nur das Gefühl hat, als stecke er in einer Krise? Die Fragen 5–7 stammen aus der lösungsorientierten Therapie (de Shazer, 1985). Frage 5 fragt nach den Ausnahmen, wenn sich der Patient nicht in einer Krise befindet. Frage 6 ist die «Wunder-Frage», die den erwünschten Endzustand definiert, mit dem der Patient ein realistisches Ziel angibt für das, was unter Einbeziehung seiner gegenwärtigen realen Situation zu erreichen ist.

Fragen für die postkritische Phase:

1. Glauben Sie, dass sich Ihr Leben jetzt wieder normalisiert? Wenn ja, wie ist es Ihnen gelungen, die Schritte zu unternehmen, um das Ruder herumzuwerfen? Was haben Sie sich gesagt, damit Sie nicht länger das Gefühl hatten, sich in einer Krise zu befinden?

2. Was würde «normal» für Sie bedeuten?

3. Was haben Sie unternommen, um sich selbst wieder auf ein stabiles Leben vorzubereiten? Wie haben Sie Ihr Denken oder Verhalten verändert, um wieder ein stabiles Leben aufnehmen zu können?

4. Nachdem Sie jetzt wieder ein stabiles Leben aufgebaut haben und die Krise hinter Ihnen liegt, was sagt dies über Sie aus? Welches neue Bild haben Sie von sich jetzt, da Sie Ihr Leben wieder stabilisiert haben?

5. Mochten Sie Ihr normales Leben, bevor Sie krank wurden?

6. Sehen Sie irgendwelche Probleme auf sich zukommen, wenn sich Ihr Leben normalisiert und Sie ihren alten Lebensrhythmus wieder aufnehmen?

7. Könnte Ihre Rückkehr zur Normalität dazu führen, dass Sie die Behandlung beenden oder die Ratschläge Ihres Arztes nicht mehr befolgen?

8. Finden Sie es gut, wenn die Angelegenheiten stabil sind, oder genießen Sie einen Krisenzustand auch irgendwie? Gibt es für Sie irgendetwas Verlockendes an einer Krisenzeit? Schätzen Sie ein ruhiges, geordnetes Dasein oder finden Sie es langweilig und zu ereignislos?

9. Wenn sich in der Vergangenheit die Dinge nach einer Krise wieder beruhigten, hörten Sie auf, das Notwendige zu tun, um eine neuerliche Krise zu vermeiden?

10. Mussten Sie in der Vergangenheit jemals einen Gesundheitsplan befolgen oder sich von irgendeiner Form der Abhängigkeit erholen? Wenn ja, haben Sie Ihr Programm eingehalten oder es abgeändert oder es nach einer Weile fallen gelassen?

11. Gehören Sie zu jenen Menschen, die Gesundheitspläne gewissenhaft einhalten? Sind Sie jemals als eigenwillig oder allzu unabhängig beschrieben worden?

Anmerkungen zu den Fragen bezüglich der postkritischen Phase:

Die Fragen 1–5 stammen aus der narrativen Therapie (White und Epston, 1990). Sie fordern die Patienten dazu auf, darüber nachzudenken, was sie unternommen haben, um eine Veränderung einzuleiten. Die Fragen 5–8 erkundigen sich danach, ob der Patient eine Bewältigungsstrategie vorzieht, die Krisen als Lebensform einbezieht. Fragen 9–11 fragen nach Faktoren, die den Patienten destabilisieren könnten.

Fragen für die Entfremdungsphase

1. Wie gefällt Ihnen die Person, zu der Sie nach Ihrer Erkrankung geworden sind? Möchten Sie diese neue Form Ihres Selbst loswerden? Wie sehr mögen Sie diese neue Form Ihres Selbst? Wie sehr schätzen Sie sich selbst oder lehnen Sie sich ab, seit Sie krank sind?

2. Wie sehr hat die Krankheit von Ihrer Persönlichkeit Besitz ergriffen? Wie viel an Ihrem ursprünglichen Wesen (was Sie als Person sind) hat sich verändert, seit Sie krank sind oder seit die Behandlung angefangen hat?

3. Stehen Sie dem Menschen, zu dem Sie geworden sind, nahe oder fühlen Sie sich fremd gegenüber dem Menschen, der Sie jetzt sind?

4. Haben sich Veränderungen in Ihrer Beziehung zu anderen Menschen ergeben, seit Sie krank sind? Stehen Sie den wichtigen Menschen in Ihrem Leben jetzt näher oder distanzierter gegenüber? Haben Sie sich von anderen zurückgezogen oder haben sich andere von Ihnen zurückgezogen?

5. Wenn Sie von anderen mehr Distanz haben, wie empfinden Sie dies?

6. Sind Sie im Allgemeinen ein religiöser Mensch? Wenn ja, hat sich Ihre Teilnahme am religiösen Leben verändert, seit Sie krank sind? Glauben Sie noch so intensiv an Gott wie vor Ihrer Krankheit? Stehen Sie der Religion und Gott näher oder distanzierter gegenüber, seit Sie krank sind? Fühlen Sie sich von Gott im Stich gelassen? Glauben Sie, dass Gott Ihnen aus irgendeinem Grund diese Krankheit geschickt hat? Fühlen Sie sich bestraft für etwas, das Sie getan haben? Machen Sie Gott, das Schicksal oder den Zufall für Ihre Krankheit verantwortlich?

7. Sie haben eine schwere Zeit durchgemacht seit Beginn der Krankheit. Wie kommt es, dass es Ihnen nicht noch schlechter geht? Was haben Sie getan, um zu verhindern, dass sich Ihre Lage noch weiter verschlechtert?

8. Wenn Sie sich auch weiterhin Ihrem Körper entfremdet fühlen (oder von den wichtigen Bezugspersonen in Ihrem Leben), was, denken Sie, wird geschehen, wenn sich die Lage nicht bessert?

9. Wenn das Schlimme, das Sie gerade erwähnt haben, doch eintritt, was wird darauf folgen, und was danach? Was könnte die kleinste Veränderung bewirken, damit diese schlimmen Dinge verhindert würden?

Anmerkungen zu den Fragen bezüglich der Entfremdungsphase:

Die Fragen 1–3 fragen nach der Entfremdung zu sich selbst, Fragen 4 und 5 nach der Entfremdung zu anderen, und Frage 6 nach der Entfremdung zu Gott. Frage 7 wird als sequenzielle Frage zur Problembewältigung bezeichnet (Berg und Gallagher, 1991). Sie wird pessimistischen Patienten gestellt, die erkennen sollen, dass die Dinge noch schlechter stehen könnten, und dass sie die Situation bewältigen, dies aber gar nicht merken. Fragen 8 und 9 sind pessimistische sequenzielle Fragen (Berg und Gallagher, 1991), die angstintensivierend wirken sollen, damit die Patienten eher motiviert sind, den Teufelskreis von Entfremdung – Ablehnung anderer Menschen oder der eigenen Person – Depression oder Wut – weiterer Entfremdung zu durchbrechen.

Fragen für die Phasen von Konsolidierung und Synthese

1. Was bedeutet es für Sie, wenn Sie an Ihre Grenzen stoßen? Was sagen Sie sich, um nicht von einer Beschränkung überwältigt zu werden? Wenn Sie Beschränkungen bewältigen, was denken Sie sich und wie gehen Sie vor?

2. Wenn Sie einige oder alle ihre alten Tätigkeiten aufgeben mussten, wie sehr denken Sie an sie?

3. Was müssen Sie tun, um in Ihrem neuen Leben (oder in der Lebenspanne, die Ihnen noch bleibt) Ihren Seelenfrieden finden zu können?

4. Wie zuversichtlich (auf einer Skala von 0 bis 10) sind Sie, dass Sie auch als körperlich Kranker ein sinnvolles Leben führen können? Was müssten Sie tun, damit dieses sinnvolle Leben Realität wird?

5. Wie sehr, glauben Sie, haben Sie sich verändert (auf einer Skala von 0 bis 10, wobei 10 für eine vollständige Veränderung steht), seit Ihre Krankheit ausgebrochen ist? Wie ist es Ihnen gelungen, diese Veränderung herbeizuführen?

6. Wenn Sie im Zusammenhang mit Ihren Fortschritten seit Krankheitsbeginn in eine Kristallkugel schauen könnten, was würden Sie in dieser Kristallkugel für die nächsten sechs oder zwölf Monate entdecken? Welche Art von Veränderungen würden wir in der Kristallkugel sehen?

7. Wenn wir eine Videoaufnahme von Ihnen machen würden über die Zeit, nachdem Sie die verschiedenen Bewältigungsfertigkeiten zur Überwindung der negativen Gefühle erlernt haben, mit denen Sie jetzt noch zu kämpfen haben, was wäre auf der Videoaufnahme zu sehen? Wie würden Sie und andere sich verhalten und miteinander umgehen?

Anmerkungen zu den Fragen bezüglich der Phasen von Konsolidierung und Synthese:

Frage 4 ist eine skalierende Frage aus der lösungsorientierten Therapie (de Shazer, 1985, 1991) zur Einschätzung der Zuversichtlichkeit, die vorherrschenden Probleme zu lösen. Frage 5 fragt nach dem Prozentsatz, um die Veränderung des Patienten zu messen, ebenfalls aus der lösungsorientierten Therapie. Die Fragen 6 und 7 werden auch als zukunftsorientierte Fragen bezeichnet (Tomm und White, 1987); sie sollen die positiven Erwartungen an die Zukunft steigern.

Einschätzung des Mangels an Bewältigungsfertigkeiten

Anpassung hat viel mit der Fähigkeit zu tun, eine Situation zu bewältigen. Die Unfähigkeit, etwas zu bewältigen, zeigt an, dass eine oder mehrere Bewältigungsfertigkeiten fehlen. In diesem Abschnitt wird versucht, diesen Mangel an Bewältigungsfertigkeiten zu bestimmen. **Arbeitsblatt 5-2** auf S. 44 misst die Defizite. Die Fragen beziehen sich auf mehrere unterschiedliche Emotionen. Absicht ist herauszufinden, wie gut es den Patienten gelingt, mit ihren Emotionen umzugehen und sie zu ertragen.

Arbeitsblatt 5-2: Ihre Reaktion auf die Krankheit

Es folgt ein Fragebogen, der uns hilft herauszufinden, welche Gefühle Sie jetzt in Ihrem Leben haben, welche Gefühle für Sie problematisch sind und wie stark Sie diese Gefühle erleben. Bei der Beantwortung der folgenden Fragen setzen Sie bitte die entsprechenden Antworten ein:

0 = überhaupt nicht
1 oder 2 = kaum
3 oder 4 = in geringem Ausmaß
5 oder 6 = mittelmäßig
7 oder 8 = in großem Ausmaß oder übermäßig
9 oder 10 = in außergewöhnlichem Ausmaß

1. Wie viel Angst haben Sie meistens?
2. Wie viel Angst haben Sie vor Ihrer Zukunft?
3. Wie gut sind Sie in der Lage, Angst zu ertragen?
4. Wie beunruhigt sind Sie darüber, dass Sie Ihre Pflichten nicht erfüllen können, seit Sie krank geworden sind?
5. Wie sehr belastet es Sie, wenn Sie den Erwartungen anderer nicht mehr genügen, seit Sie krank geworden sind?
6. Erleben Sie jetzt viele Schuldgefühle?
7. Wie oft hatten Sie Schuldgefühle, bevor Sie krank wurden?
8. Wie sehr setzt es Ihnen zu, wenn Sie nicht machen können, was Sie wollen?
9. Wie viel Frustration erleben Sie jetzt?
10. Wie sehr haben Sie sich an die Frustrationen gewöhnt, die Ihre Krankheit begleiten?
11. Wie wichtig ist es für Sie zu wissen, was Ihnen die Zukunft bringen wird?
12. Wie sehr, würden Sie sagen, sind Sie ein unkomplizierter Mensch, jemand, der ohne Weiteres «mit dem Strom schwimmen» kann?
13. Wie waren Sie im Allgemeinen, bevor Sie krank wurden?
14. Wie optimistisch sehen Sie Ihre Zukunft jetzt, da Sie krank sind?
15. Wie viel denken Sie über Ihre Zukunft nach?
16. Wie sehr beunruhigt Sie die Vorstellung, was aus Ihrem Körper wird?
17. Wie gut können Sie mit der Unsicherheit über den Verlauf Ihrer Krankheit leben?
18. Wie gut gelingt es Ihnen, mit schlechtem körperlichem Befinden umzugehen?
19. Wie gut haben Sie sich daran gewöhnt zu leiden, seit Sie krank geworden sind?
20. Wie sehr ärgern Sie sich darüber, dass Sie wegen Ihrer Krankheit leiden müssen?
21. Wie viel Ärger empfinden Sie meistens?
22. Wie kritisch sind Sie Ihrem Körper gegenüber eingestellt?
23. Wie sehr empfinden Sie, dass Ihr Körper Sie im Stich gelassen hat?
24. Wie sehr schlucken Sie Ihre Wut herunter?
25. Wie gut sind Sie in der Lage, mit Ihrer Wut umzugehen?
26. Wie oft sind Sie von anderen Menschen, die Ihnen wichtig sind, enttäuscht?
27. Wie sehr sind Sie von sich selbst enttäuscht, seit Sie krank geworden sind?
28. Wie enttäuscht sind Sie, wenn Ihr Körper nicht so kann, wie Sie wollen?
29. Wie niedergeschlagen sind Sie, wenn Sie enttäuscht werden?
30. Wie gut können Sie mit Enttäuschung fertigwerden?
31. Wie sehr denken Sie darüber nach, was Sie enttäuscht hat?
32. Wie sehr regen Sie sich darüber auf, wenn Ihnen das genommen wird, was Sie wollen?
33. Wie sehr denken Sie darüber nach, dass Sie dessen beraubt sind, was Ihnen wichtig ist?
34. Wie sehr haben Sie sich daran gewöhnt, dass Ihnen wegen Ihrer Krankheit das geraubt wird, was Ihnen wichtig ist?
35. Wie sehr werden Sie seit Ihrer Erkrankung von anderen abgelehnt?
36. Wie sehr belastet Sie Ablehnung im Allgemeinen?
37. Wie wichtig ist es für Sie, Anerkennung zu bekommen von Menschen, die Sie schätzen?
38. Wie traurig oder niedergedrückt sind Sie, wenn Sie abgelehnt werden?
39. Wie sehr denken Sie darüber nach, wenn jemand Sie ablehnt?
40. Wie wichtig ist es für Sie, dass andere Menschen Sie mögen?

Die Fragen beziehen sich auf die folgenden Emotionen:

Angst: Fragen 1–3
Schuld: Fragen 4–7
Frustration: Fragen 8–10
Unsicherheit: Fragen 11–17
Leiden: Fragen 18–20
Ärger und Wut: Fragen 21–25
Enttäuschung: Fragen 26–31
Deprivation: Fragen 32–34
Ablehnung und Missbilligung: Fragen 35–40.

Bei der Arbeit mit Patienten sollten die Therapeuten die oben aufgeführten Emotionen feststellen und erkennen können, welche davon ein Problem für den Patienten darstellen. Dies wird ihnen bei der Aufstellung eines Behandlungsplans helfen, denn sie wissen dann, welche Fertigkeiten trainiert werden müssen und wie viel Zeit dafür veranschlagt werden sollte.

Umfassende Anpassung an die Krankheit

Eine Möglichkeit, die Anpassung zu messen, ist herauszufinden, wie zufrieden ein Patient in Anbetracht der wahrgenommenen Auswirkungen der Krankheit mit seinem Leben ist. Was gemessen wird, ist also die *«subjektiv gesehene zerstörende Wirkung» einer Krankheit:* wie sehr ein Patient davon überzeugt ist, dass seine Krankheit ihn daran hindert, Freude und einen Sinn in seinem Leben zu finden. Im Grund genommen wollen wir wissen, wie viel Schaden eine Krankheit anrichtet und wie sehr sie den Patienten aus seiner Sicht davon abhält, ein befriedigendes Leben zu führen. Das erfordert zwei Messungen: eine subjektive Messung der Lebensveränderungen (**Arbeitsblatt 5-3**) und das Maß der allgemeinen Zufriedenheit (Arbeitsblatt 5-4).

Arbeitsblatt 5-3: Wie sehr hat Ihre Krankheit Ihr Leben verändert?

Zur Beantwortung dieser Frage betrachten Sie bitte die folgenden Punkte:

- Wie sehr hat Sie Ihre Krankheit daran gehindert oder davon abgehalten, das zu tun, was Sie wollen?
- Wie sehr hat sie Ihre Beziehungen beeinträchtigt?
- Inwiefern hat sie Ihre Tätigkeiten dadurch behindert, dass sie Ihre Fähigkeit, sie auszuführen, einschränkt?
- Wieweit hat sie Ihre grundlegende Rolle und Ihre Fähigkeit, Rollenverpflichtungen in den verschiedenen Bereichen Ihres Lebens einzuhalten, verändert.

Beantworten Sie nun die Frage auf einer Skala von 0 bis 100; halten Sie sich dabei an folgende Richtlinien:

0 bis 25 = geringfügige Auswirkungen auf das Leben; nur wenig Einfluss auf das Erreichen von Zielen, Beziehungen, Rollenerfüllung und die Durchführung von Aktivitäten.

25 bis 50 = mittlere Auswirkungen auf das Leben; Rollenerfüllung und Erreichen von Zielen sind zwar in Frage gestellt, doch Sie können immer noch die Lebensweise wie vor Ihrer Krankheit verfolgen; Ihre Beziehungen leiden bis zu einem gewissen Grad, sind aber intakt und stabil.

50 bis 75 = mittlere bis schwere Auswirkungen auf das Leben; Ihre Rolle im Leben hat sich auf bedeutende Weise geändert; Ihr Handeln ist deutlich eingeschränkt, doch Sie können noch Tätigkeiten weiterführen; Ziele werden viel seltener erreicht; die Beziehungen sind entweder schwer beeinträchtigt oder werden instabil.

75 bis 100 = schwere bis schwerste Auswirkungen auf das Leben; die alten Rollen, Tätigkeiten und sinngebenden Beschäftigungen sind entweder aufgegeben oder haben sich deutlich verändert; das Erreichen von Zielen ist minimal; Sie sehen die Hindernisse, die Sie am Erreichen Ihrer Ziele hindern, als unüberwindlich; Ihre Beziehungen sind beendet oder haben sich dramatisch verändert.

Geben Sie nun bitte Ihre Punktzahl an: ______

Wir bezeichnen diese Messung als Subjective Disease Affects Score (SDAS) [das subjektive Maß der Beeinträchtigung durch die Krankheit]. Es muss nicht notwendigerweise bedeuten, dass die Patienten über ihr Leben beunruhigt sind. Ein hoher Punktwert bedeutet nicht automatisch eine geringe Lebenszufriedenheit. Eine Krankheit kann beträchtliches Leiden mit sich bringen, doch wenn der Patient die geeigneten Bewältigungsfertigkeiten besitzt, dann kann er mit dem Leiden umgehen. Um zu erfahren, wie die Krankheit und ihre Auswirkungen auf das Leben die Zufriedenheit des Patienten beeinflussen, muss deshalb eine zweite Messung erfolgen, die Life Satisfaction Score (LSS) [das Maß der Lebenszufriedenheit]. Diese Messung gibt Aufschluss über die allgemeine Lebenszufriedenheit (**Arbeitsblatt 5-4**).

Arbeitsblatt 5-4: Wie zufrieden sind Sie mit Ihrem Leben?

Um diese Frage zu beantworten, halten Sie sich bitte an die folgenden Richtwerte:

0 bis 25 = sehr niedrige Lebenszufriedenheit bis abgrundtiefe Unzufriedenheit

25 bis 50 = niedrige bis mittlere Lebenszufriedenheit

50 bis 75 = mittlere bis hohe Lebenszufriedenheit

75 bis 100 = hohe Lebenszufriedenheit

Ihr Punktwert an Lebenszufriedenheit: ______

Um zu erfahren, wie gut ein körperlich kranker Mensch im Allgemeinen zurechtkommt, brauchen wir jedoch auch eine objektive Einschätzung der tatsächlich gegebenen anatomischen Schädigung und der körperlichen Veränderungen durch die Krankheit. Wir bezeichnen diese Einschätzung als Objective Disease Affect Score (ODAS) [objektives Maß für die Beeinträchtigung durch die Krankheit]. Dieser Wert wird von medizinischem Fachpersonal aus einer körperlichen Untersuchung, einem klinischen Interview und aus Laborbefunden ermittelt. Die Fachleute können eine umfassende Beurteilung der Krankheitsauswirkungen liefern. Das folgende Kontinuum kann zu diesem Zweck eingesetzt werden:

0 bis 25 = geringfügige Veränderung des Körpergewebes oder der Strukturen
25 bis 50 = mittlere Veränderung des Körpergewbes oder der Strukturen
50 bis 75 = mittlere bis schwere Veränderung des Körpergewebes oder der Strukturen
75 bis 100 = schwere bis schwerste Veränderung des Körpergewebes oder der Strukturen.

Für gewöhnlich besteht in der frühen Krankheitsphase eine umgekehrte Beziehung zwischen der Lebenszufriedenheit und den Auswirkungen der Krankheit. Eine hohe Punktzahl bei der subjektiven und objektiven Beeinträchtigung durch die Krankheit führt zu einer niedrigen Punktzahl bei der Lebenszufriedenheit. Der Grund dafür ist, dass in der frühen Krankheitsphase noch keine Gelegenheit bestanden hat, Bewältigungsfertigkeiten zu entwickeln; wenn also eine größere Störung der sozialen Rollen, Tätigkeiten, Beziehungen sowie des Erreichens von vor der Erkrankung gesteckten Zielen eintritt, dann führt dies zu einer niedrigen Lebenszufriedenheit. Wenn die Patienten jedoch lernen, wie sie die Situation bewältigen können, empfinden sie ihre Krankheit und größere Veränderungen in ihrem Leben nicht mehr als so belastend. Wenn sie in die Phasen der Konsolidierung und der Synthese treten, ist ein höherer Wert für die Lebenszufriedenheit zu erwarten. Zu diesem Zeitpunkt kann die Krankheit eine beträchtliche körperliche Schädigung hervorrufen, doch die Fähigkeit, mit den Lebensproblemen umzugehen, ist gewachsen.

Wenn ein körperlich Kranker im Allgemeinen eine hohe Punktzahl bei der Lebenszufriedenheit aufweist, kann dies für eine geglückte Anpassung und Annahme der ihm aufgezwungenen Veränderungen sprechen. Hohe Werte für die objektiven und die subjektiven Krankheitsauswirkungen sowie bei der Lebenszufriedenheit deuten darauf hin, dass der Patient die Krankheit zugelassen und nicht abgelehnt hat, selbst wenn sich viele negative körperliche Veränderungen ergeben haben, die Aufrechterhaltung seiner Rolle gelitten hat und das Erreichen seiner Ziele auf der Strecke geblieben ist. Wenn eine wichtige Beziehung beendet worden ist oder sich dramatisch verändert hat und der Patient trotzdem einen hohen Punktwert bei der Lebenszufriedenheit hat, kann dies ebenfalls bedeuten, dass er sich an seine Situation angepasst hat.

Zusammenfassung

In diesem Kapitel wurden Werkzeuge zur Einschätzung der Adaptationsphasen der Patienten vorgestellt. Fünf Phasen wurden beschrieben: die kritische Phase, die Stabilisierungsphase, die Entfremdungsphase, die Konsolidierungsphase und die Phase der Synthese. Um das Ausmaß jeder dieser Phasen festzustellen, werden ein Fragebogen und ein klinisches Interview vorgegeben. Ein zweites Instrument zur Beurteilung ist ein Fragebogen zu den verfügbaren Bewältigungsfertigkeiten. Schließlich werden den Therapeuten Skalen an die Hand gegeben, mit denen sie allgemein die Angepasstheit des Patienten feststellen können, indem sie seine Lebenszufriedenheit und die wahrgenommenen Auswirkungen der Krankheit beurteilen.

Kapitel 6
Behandlung der Reaktion auf das Leiden

Krankheit würde nicht zu einem Problem, wäre in ihrer Folge nicht Leiden zu erwarten. Leiden ist ein allumfassendes negatives Gefühl, zu dem auch beherrschende Gefühle wie Elend und Not gehören. Es zeigt an, dass etwas unerwünscht und nicht gewollt ist. Es setzt sich aus einem Katalog von Emotionen zusammen, wie Ärger, Frustration oder Enttäuschung, Körpergefühlen wie Schmerzen, Klopfen, Brennen oder körperlichen Zuständen wie Schwäche oder Erschöpfung. In diesem Kapitel wird diskutiert, wie sich das Ausmaß des Leidens einschätzen lässt und wie sich die Patienten dieser Quintessenz des Krankheitserlebens stellen können.

Einschätzung des Leidens

Mehrere Faktoren können schuld sein, wenn ein Mensch leidet. Sicherlich ist einer der Faktoren die körperliche Dysfunktion mit unangenehmen körperlichen Empfindungen oder motorischen Einschränkungen. Ebenso beeinflussen die körperliche Schmerzschwelle und die emotionale Toleranz für schlechtes Befinden, wie sehr ein Mensch leidet. Eine weitere wichtige Ursache des Leidens ist es, als Folge körperlicher Probleme die soziale Rolle aufgeben zu müssen oder sie nur in beschränktem Umfang auszufüllen zu können. Erfahrenes Leiden in der Vergangenheit wird ebenso einen Einfluss darauf haben, wie gut ein Mensch das Leiden in der aktuellen Gegenwart aushalten kann. Benachteiligung im Leben durch eine Krankheit verursacht Leiden, insbesondere wenn sich der Mensch diese Benachteiligung innerlich nicht zugesteht. Wenn die Krankheit fortschreitet, sind die Menschen dazu gezwungen, weitere Schmerzen, Beeinträchtigungen und Schwierigkeiten auszuhalten, und an einem gewissen Punkt sind sie nicht mehr in der Lage, weiteres Unglück aufzufangen. Sie können kaum noch weitere Verletzungen, Aufruhr, Trauer, Beunruhigung oder Unangenehmes ertragen. Dies ist eine *Sekundärfolge des Leidens: Unglück wegen allzu vielen Leidens.* «Zu viel Leiden» ist jedoch subjektiv und variiert individuell. Schließlich beruht das Leiden auf einer Beurteilung der eigenen Situation. Die drei Werkzeuge zur Einschätzung (**Arbeitsblätter 6-1, 6-2, 6-3** auf Seiten 48 bis 50) bieten Ihnen Informationen über das subjektive Krankheitserleben, die Auslöser für diese Reaktion und die Reaktion auf das Leiden.

Arbeitsblatt 6-1: Ihre Krankheitserfahrung

Wir möchten wissen, wie Ihre Krankheit Sie beeinflusst. Bitte beantworten Sie die folgenden Fragen:

1. Wie empfinden Sie es, dieses körperliche Problem zu haben?
   a. Beschreiben Sie, wie Sie es körperlich wahrnehmen.
   b. Beschreiben Sie, was Sie als Folge dieses Zustands empfinden.
   c. Beschreiben Sie, welche Auswirkungen dieser Zustand auf Ihre Beziehung zu anderen hat, die Ihnen nahestehen.
   d. Beschreiben Sie, wie dieser Zustand Ihre Arbeit und Ihre berufliche Tätigkeit beeinflusst hat. Wie hat Ihr Arbeitgeber auf Ihr Gesundheitsproblem reagiert?
   e. Wie sehr sind Sie insgesamt als Folge Ihres Gesundheitszustands belastet? Geben Sie dies auf einer Skala von 0 bis 10 an, wobei 10 für die maximal zu tolerierende Belastung steht. _____
2. Wie viel Belastung mussten Sie in Ihrem Leben ertragen, bevor sich die Krankheit entwickelt hat? Wie haben Sie diese Belastungen bewältigt? Zur Beantwortung dieser Frage denken Sie bitte an Zeiten in der Vergangenheit, als Sie Schmerzen hatten, unglücklich waren oder Verluste oder Kummer erlitten haben.
3. Was glauben, wie viel Leiden Sie in der Zukunft erwarten wird, als Folge davon, dass Sie diese Krankheit haben? Denken Sie, Ihr Zustand wird sich verschlechtern? Wie viel schlimmer, von 0 bis 10, wobei 10 für absolut schlimmstmöglich steht? _____
4. Sind Sie einmal an einen Punkt gekommen, an dem Sie einfach nicht noch mehr Leiden in Ihrem Leben ertragen konnten? Was war die Ursache dafür, dass Sie diesen Punkt erreichten?
5. Wie würden Ihre Angehörigen Ihre Fähigkeit, mit einer Krankheit zurechtzukommen, schildern, von 0 bis 10, wobei 10 die maximale Fähigkeit zum Ertragen des Leidens darstellt? _____

Arbeitsblatt 6-2: Was verursacht Ihnen Leiden?

Kreuzen Sie jeden der unten aufgeführten Faktoren an, der Sie leiden lässt, und wie viel Unglück Sie in der Folge erleben, von 0 bis 10. Halten Sie sich bei Ihren Antworten bitte an die folgenden Richtwerte:

0, 1: wenig bis kein Leiden
2, 3: Leiden in geringem Ausmaß
4, 5, 6: Leiden in mittlerem Ausmaß
7, 8: schweres Leiden
9, 10: extremes Unglück, schwerste Not

1. Unangenehme körperliche Empfindungen
   a. stechender Schmerz
   b. dumpfer Schmerz
   c. Pochen
   d. Prickeln
   e. Brennen
   f. Völlegefühl
   g. Juckreiz
   h. andere unangenehme Empfindungen

   ____
2. Muskelschwäche, Unsicherheit
3. Bewegungseinschränkung und Verlust der Fähigkeit, leicht von einem Ort zum anderen zu kommen
4. Erschöpfung, Müdigkeit
5. Tremor
6. Steifheit, Rigidität
7. Schlaflosigkeit oder Schlafprobleme
8. Schwierigkeiten bei der Behandlung
   a. umfangreiche oder komplizierte Behandlung
   b. Behandlung ist schmerzhaft
   c. Behandlung hat zu viele Nebenwirkungen
   d. Behandlung macht andere wichtige Tätigkeiten des Lebens unmöglich
   e. Behandlung verursacht Verluste oder macht Probleme in anderen Lebensbereichen, wie etwa bei der Arbeit, in der Ehe, dem Sexualleben etc.
   f. Verhandeln mit Ärzten, Pflegepersonal oder Therapeuten ist belastend (z. B. Wartezeiten, schwierige Persönlichkeit eines Therapeuten)
   g. Verhandeln mit Versicherungen und Vertretern des Gesundheitswesens
9. zu viel Unsicherheit in meinem Leben, verursacht durch die Krankheit oder die Behandlung
10. finanzielle Einbußen und finanzielle Unsicherheit aufgrund der Krankheit
11. Unfähigkeit, die normalen Rollenverpflichtungen zu erfüllen
   a. zu Hause
   b. bei der Arbeit
   c. bei Hobbys
12. Unfähigkeit, den Erwartungen der Mitmenschen zu genügen:
   a. Erwartungen des Partners/der Partnerin
   b. Erwartungen der Kinder
   c. Erwartungen der Eltern
   d. Erwartungen der Freunde
   e. Erwartungen des Arbeitgebers
   f. Erwartungen der Kollegen
13. Missachtung von anderen, weil die üblichen Rollenverpflichtungen oder die Erwartungen anderer nicht erfüllt werden können
14. Veränderungen des Aussehens als Folge der Krankheit oder der Behandlung (genauere Angaben:________________)
15. Folgen chirurgischer Eingriffe (z. B. Verlust von Körpergewebe oder Körperteilen nach Operationen) (genauere Angaben:________________)
16. Veränderung der Beziehungen bedingt durch die Krankheit:
   a. veränderte Beziehung zu Partner/Partnerin
   b. veränderte Beziehungen zu Kindern
   c. veränderte Beziehungen zu Freunden
   d. veränderte Beziehungen zum Arbeitgeber oder zu Kollegen
17. Andere Menschen leiden aufgrund meiner Krankheit.
18. Verlust der früheren Lebensweise
19. Zu viel Mühe, nur um normale alltägliche Vorgänge durchzuführen
20. Veränderungen oder Schwankungen meiner Gefühle als Folge von Krankheit oder Behandlung
21. Verlust von:
   a. Anstellung (falls zutreffend)
   b. Ehe (falls zutreffend)
   c. Freundschaften (falls zutreffend)
22. Gesamteinschätzung des Leidens, das die Krankheit…
   a. … meiner Familie verursacht hat ________
   Wie sehr belastet mich das?________
   b. … meinen Freunden verursacht hat
   ____
   Wie sehr belastet mich das?________
   c. … meinem Arbeitgeber verursacht hat
   ____
   Wie sehr belastet mich das?________
   d. … meinen Kollegen verursacht hat
   ____
   Wie sehr belastet mich das ________
22. Gesamteinschätzung meines Leidens (von 0 bis 100)

Arbeitsblatt 6-3: Meine Reaktion auf das Leiden

Das Folgende ist eine Kontrollliste um herauszufinden, wie Sie sich zu diesem Zeitpunkt in Ihrem Leben vielleicht fühlen und wie Sie auf Ihre Krankheit und Ihr Leiden reagieren. Kreuzen Sie an, wenn Sie so wie im Folgenden fühlen, denken oder handeln:

- [ ] 1. Ich fühle mich oft ungeduldig und reizbar.
- [ ] 2. Ich fühle mich oft niedergeschlagen, traurig oder depressiv.
- [ ] 3. Ich fühle mich überwältigt durch die vielen Mühen und Frustrationen in meinem Leben.
- [ ] 4. Ich neige dazu, in Selbstmitleid zu versinken und mich zu bedauern.
- [ ] 5. Ich gebe anderen – Gott, dem Schicksal, dem Zufall – die Schuld dafür, dass ich krank wurde.
- [ ] 6. Ich hasse die Symptome meiner Krankheit.
- [ ] 7. Ich glaube, ich kann nicht weitermachen, wenn ich mich so fühle wie jetzt.
- [ ] 8. Ich kann meinen Körper nicht so akzeptieren wie er jetzt ist.
- [ ] 9. Ich glaube, dass Gott oder das Leben nicht fair zu mir waren.
- [ ] 10. Ich denke oft an die schöne Zeit zurück, bevor ich krank wurde.
- [ ] 11. Ich stelle mir oft vor, dass ich aufwache und wieder gesund bin.
- [ ] 12. Ich stelle mir regelmäßig vor, dass eine Heilung für meinen Zustand gefunden wird.
- [ ] 13. Ich beklage mich oft über meine Beschwerden.
- [ ] 14. Ich seufze, ächze oder stöhne oft.
- [ ] 15. Ich suche hartnäckig nach einer Heilung für meine Krankheit, auch wenn mir die Ärzte gesagt haben, dass sie nicht weggehen wird.
- [ ] 16. Ich vermeide jede Situation, die meinen Zustand verschlechtern könnte.
- [ ] 17. Ich beschwere mich oft darüber, dass ich mit dieser Krankheit behaftet bin, und warum ich krank wurde, indem ich zum Beispiel sage: «Warum gerade ich?» oder «Ich bin diese Symptome leid.»
- [ ] 18. Ich denke an Suizid, obwohl es mir nicht ernst damit ist, mir das Leben zu nehmen.
- [ ] 19. Ich denke an Suizid und ich könnte mir denken, dass ich in bestimmten Situationen dazu fähig wäre.
- [ ] 20. Ich habe mich mehr zurückgezogen und unterhalte mich nicht mehr so viel mit anderen Menschen wie früher.
- [ ] 21. Ich hasse mein Leben.
- [ ] 22. Es fällt mir schwer, meine Gedanken auf andere, angenehmere Themen zu richten; stattdessen bleibe ich auf meine gesundheitlichen Probleme konzentriert.
- [ ] 23. Ich kann es nicht akzeptieren, dass ich krank bin. Ich lehne es ab, wie sich mein Leben entwickelt hat.
- [ ] 24. Ich rege mich über mich selbst auf, wenn ich die Dinge nicht so mühelos fertigbringe wie vor meiner Erkrankung.
- [ ] 25. Ich versuche, mich nicht über meine Gesundheit zu beklagen, aber ich kann nicht aufhören, darüber zu sprechen, wie schlecht ich mich fühle.
- [ ] 26. Vieles, was ich mit anderen bespreche, dreht sich um meine Gesundheit.
- [ ] 27. Die Menschen wären überrascht, wenn sie wüssten, wie ich innerlich darüber aufgewühlt bin, dass ich diese Krankheit habe.

Der Zweck des Fragebogens zur Reaktion auf das Leiden (Arbeitsblatt 6-3) ist abzuschätzen, wie beunruhigt ein Patient ist und inwieweit er sich damit abgefunden hat, körperlich krank zu sein. Eine ungefähre Grenze von 13 oder mehr Items, die ein Patient angekreuzt hat, legt die Vermutung nahe, dass er mit seinem Leben sehr unzufrieden ist und sich wahrscheinlich schlecht angepasst hat. Therapeuten sollten dann der Frage nachgehen, ob eine Ablehnung des Leidens vorliegt.

Bezüglich der Antworten auf die Fragen nach den Ursachen des Leidens (Arbeitsblatt 6-2), stellen Sie folgende Fragen:

a. Was wäre für den Patienten eine «erträgliche Stufe des Leidens», wenn er bei jedem Faktor 7 oder mehr Punkte angegeben hat? Eine erträgliche Stufe des Leidens ist das Maß, in dem der Patient das Leiden ertragen kann und nicht von dem Problem überwältigt ist.
b. Was müsste sich ändern, damit das Leiden enden könnte? Müsste sich eine völlige Lösung des Problems ergeben? Ist der Patient auf der Suche nach einer magischen Antwort?

Bei der Einschätzung der Reaktion des Patienten auf Leiden und Krankheit, sollten die Therapeuten nicht davon ausgehen, dass jeder der angegebenen Faktoren zu Leiden führen muss, selbst wenn er durchaus qualvoll erscheint. Wenn jemand weiß, wie er ein Problem bewältigen kann, belastet es ihn möglicherweise weniger, als einen anderen Menschen, den das gleiche Problem zutiefst beunruhigt. Auch sollten die Therapeuten ihre eigene Reaktion auf die Leidensursachen überprüfen um herauszufinden, ob sie damit die Reaktion des Patienten nachahmen. Wenn sich der Therapeut mit dem Los des Patienten identifiziert, könnte er die Botschaft vermitteln, dass die Reaktion des Patienten berechtigt ist, auch wenn dies nicht stimmt.

Die Reaktion auf das Leiden in Frage stellen

Sobald die Therapeuten wissen, was dem Patienten Leiden bereitet und in welchem Ausmaß, sollte er danach fragen, ob das Ausmaß des Leidens gerechtfertigt ist. Vom Ansatz der Bewältigungsfertigkeiten aus gesehen kann das Leiden gemildert werden, wenn sich die Patienten die nötigen Fertigkeiten zu eigen machen, um angemessen auf den unglücklichen Auslöser zu reagieren. Folgende Fragen können gestellt werden, um die Patienten zu motivieren, diese Fertigkeiten zu entwickeln:

- «Muss Ihnen das Problem, das Sie beunruhigt, so viel Leiden bereiten, wie Sie es jetzt durchmachen?»
- «Warum bewirkt X (z. B. Erschöpfung, das Unglück Ihrer Familie), dass Sie sich so unglücklich fühlen?»

Die nächste Fragenkombination betont die Macht des Einzelnen. Dies ist besonders wichtig für Patienten, die sich sehr hilflos fühlen.

- «Sind Sie dazu verurteilt, sich wegen dieser Krankheit unglücklich zu fühlen, oder gibt es etwas, was Sie daran ändern könnten?»
- «Was müsste in Ihrem Inneren zurechtgerückt werden, damit das Ausmaß Ihres Leidens geringer würde?»

Bei diesen Fragen wird davon abgesehen, wieweit ein Mensch fähig oder unfähig ist, seine Probleme zu lösen. Doch sie regen die Vorstellung an, dass die Stufe des Leidens mit der Fähigkeit der Problembewältigung in Relation steht. Denn sie sind geprägt von der kognitiven Verhaltensposition, nach der ein Auslöser (z. B. Schmerz, Bewegungsunfähigkeit) nicht direkt und automatisch zu einem vorgegebenen Grad des Leidens führen muss (die Reaktion ist nicht an den Stimulus gebunden). Stattdessen ist eine charakteristische Form der Umsetzung zwischengeschaltet – die Exekutivüberzeugungen, die bestimmen, wie eine Person durch ihre Weise der Problembewältigung reagiert – was das Endergebnis wesentlich beeinflusst.

Ablehnung von versus Assimilation an das Leiden

Arbeitsblatt 6-3 gibt Aufschluss darüber, ob der Patient sich daran anpasst, krank zu sein, oder die fehlangepasste Bewältigungsstrategie der Ablehnung des Leidens einsetzt. Im letzteren Fall sollten Sie die Anzeichen dafür mit dem Patienten besprechen und die Bedeutung dieser Strategie erläutern. Es ist entscheidend, die Strategie der Ablehnung des Leidens zu erkennen, denn sie ist die häufigste Ursache für eine Fehlanpassung an die Krankheit. Sie setzt sich aus den folgenden Exekutivüberzeugungen zusammen:

- das Leben mit der bestehenden Krankheit verweigern
- gegen den Gesundheitszustand protestieren und sich darüber beklagen, um seine Verachtung für die Krankheit zu zeigen. Bei der ablehnenden Haltung der gesundheitlichen Situation gegenüber bleiben. Es ist erlaubt, höchst unzufrieden zu sein und den eigenen Zustand gründlich zu hassen.
- die Assimilation an das Leiden verweigern, denn sie würde die Bereitschaft anzeigen, damit zu leben.
- nicht bereit sein, negative Gefühle über die Krankheit und ihre Folgen zu ertragen und stattdessen ungehemmt negative Emotionen ausdrücken.

Besprechen Sie mit dem Patienten die Nachteile der Abwehr des Leidens. Denn erstens betont sie die Unzufriedenheit mit dem Geschehenen, was die Krankheit und ihre Symptome gedanklich in den Vordergrund rückt. Zweitens verstärkt sie die übrigen negativen Gefühle, wie etwa Verbitterung, Hilflosigkeit und Enttäuschung. Drittens schwächt sie das Erlernen konstruktiver Bewältigungsfertigkeiten ab, die die Anpassung fördern. Viertens erhält sie den Hass auf die Krankheit aufrecht, was bedeutet, dass auch der Körper gehasst wird. Weil die Persönlichkeit eine untrennbare Einheit mit dem Körper darstellt, vermindert diese Strategie indirekt auch die Selbstachtung. Fünftens führt sie zu einer geringeren Toleranz für die Krankheitssymptomatik, denn die unmögliche Aufgabe, sie aus dem Körper zu entfernen, steht im Mittelpunkt. Wenn die Symptome weiterhin wahrgenommen werden, ist die Bestürzung größer. Wenn schließlich der Schmerz zu einem beherrschenden Symptom wird, führt das dazu, dass die Patienten einen höheren Grad an Schmerzen fühlen, weil sie sie als «furchtbar» bewerten (Melzack und Wall, 1965).

Die entgegengesetzte Bewältigungsstrategie ist die Assimilation des Leidens, die das absolut wichtigste Element ist, das zur Anpassung an die Krankheit führt. Unterrichten Sie die Patienten über die Elemente dieser Strategie. Es folgen die Exekutivüberzeugungen für diese Bewältigungsstrategie:

- Ich lasse die Krankheit zu, denn sie ist die Wirklichkeit, an die ich mich zu diesem Zeitpunkt anpassen muss.
- Ich lebe mit der Krankheit, auch wenn sie unerwünscht ist. Sie ist nun ein Teil von mir, also muss sie einfach zu einem weiteren Bestandteil meiner selbst werden.
- Ich finde mich mit den Tatsachen ab und nehme die Krankheit als eine Facette meines Lebens an.
- Ich gebe mir Mühe, die unangenehmen Empfindungen, Wahrnehmungen und das krankheitsbedingte körperliche Unvermögen zu ertragen.
- Ich vergebe meinem Körper, mir selbst oder anderen, dass sie meine Krankheit verursacht haben. Ich hege keinen Groll, weil das nur noch mehr Probleme verursachen würde.
- Ich versuche, meine Wut so schnell wie möglich aufzugeben, damit sie nicht zu meinen körperlichen Problemen beiträgt.

(Für eine ausführlichere Diskussion dieser beiden Bewältigungsreaktionen s. Sharoff, 2004/2007).

Besprechen Sie mit den Patienten die Vorzüge einer Strategie der Assimilation des Leidens. Erstens schwächt sie die Bedeutung der Krankheit ab und betont die Aspekte der Zufriedenheit im Leben des Patienten. Sie macht die Krankheit nur zu einem weiteren definierenden Merkmal des Menschen, so dass die Krankheit nicht im Vordergrund des Denkens steht. Indem – zweitens – die Betonung auf dem Hinnehmen, der Toleranz und der Vergebung liegt, entsteht weniger Verbitterung über die Erkrankung und eine bessere Fähigkeit, mit ihr umzugehen. Hass auf die Krankheit und ihre Symptome nimmt ab, was es den Patienten ermöglicht, eher in Frieden mit ihrem Zustand zu leben. Das ist besonders wichtig für Schmerzsymptome. Schmerzen werden nicht so intensiv empfunden, wenn sie milder bewertet werden (Melzack und Wall, 1965).

Einen Zielzustand entwerfen

Da die kognitive Bewältigungstherapie von den Prinzipien des Existentialismus beeinflusst wird, kommt der Wahlmöglichkeiten und der Wahlfreiheit eine entscheidende Bedeutung zu (May, 1950). Körperlich kranke Menschen stehen in ihrer Behandlung an einer Weggabelung. Sie können sich entscheiden, was ihr Zielzustand und ihre Strategie sein soll, um mit ihrem Leiden umzugehen. Nachstehend ein Schema, nach dem die Therapeuten vorgehen können, wenn sie an dem Thema der Assimilation des Leidens arbeiten:

1. Stellen Sie den Auslöser fest, mit dem das Leiden beginnt – die Wirklichkeit, an die sich der Patient anpassen muss.
2. Stellen Sie die Reaktion des Patienten auf die chronische oder tödlich verlaufende Krankheit fest.
3. Anerkennen Sie, wie die Krankheit den Patienten beeinträchtigt hat. («Sie hatten all diese Hoffnungen für die Zukunft, und nun müssen Sie sich mit dieser Unsicherheit auseinandersetzen.») Erkennen Sie seinen subjektiven Zustand an und räumen Sie wenn nötig ein, dass der Patient einer schrecklichen Situation gegenübersteht.
4. Informieren Sie den Patienten über häufige Reaktionen anderer Patienten mit einer körperlichen Krankheit (z. B.: «Wenn Menschen einer beunruhigenden, belastenden Situation gegenüberstehen, besteht die Versuchung, die Realität abzulehnen, weil sie so unerfreulich aussieht.») Das zeigt die Allgemeingültigkeit der Erfahrungen an.
5. Stellen Sie die Bewältigungsstrategie des Patienten seiner Krankheit und seinem Leiden gegenüber eindeutig fest. Zeigen Sie die für ihn typischen Anzeichen auf, die auf seine Ablehnung des Leidens hinweisen.
6. Vergewissern Sie sich, dass der Patient einverstanden ist, diese Bewältigungsstrategie einzusetzen.
7. Besprechen Sie, welche Bewältigungsfertigkeiten sein Maß an Leiden verringern können.
8. Fragen Sie, ob der Patient bereit ist, diese Fertigkeiten zu erlernen.

Wenn der Patient sich für die Strategie der Assimilation des Leidens entscheidet, dann gibt es viele Techniken, die ihm dies erleichtern können. Sharoff (2004/2007) hat sieben Techniken zu diesem Zweck aufgelistet:

1. Selbstinstruktionstraining
2. Bilderleben (Sheikh, 1983)
3. therapeutische Metaphern (Gordon, 1978)
4. symbolische Gesten
5. Darstellung des erwünschten Ergebnisses
6. Darstellung des Rollenmodells
7. Ankern (King et al., 1983).

Widerstand behandeln

Es wird jedoch Patienten geben, die zögern oder sich gar weigern, die Assimilation des Leidens anzunehmen. In diesem Abschnitt werden verschiedene Vorgehensweisen und Techniken aufgeführt, die zur Behandlung von Widerstand eingesetzt werden können.

1. Die Einstellung in ihrem vollen Ausmaß erläutern

Wenn Patienten weiteres Leiden ablehnen, geschieht dies, weil sie annehmen, ihre Erkrankung führe zu einer zu großen Belastung. Vom Standpunkt der kognitiven Umstrukturierung aus müssen die Patienten erkennen, dass eine wichtige Ursache für ihr Leiden in ihrer Denkweise liegt. Ebenso beruht der Widerstand gegen die Assimilation des Leidens auf ihrem Denken. Eine Veränderung im Denken der Patienten führt daher zu einem geringeren Widerstand (Ellis, 1985).

Eine Möglichkeit, das Denken der Patienten zu verändern, besteht darin, die Einstellung eines Patienten zu einer Angelegenheit vollständig darzulegen. Ein Teil der Einstellung ist oft unbewusst und dem Patienten gar nicht bekannt. Der Teil, der bewusst wahrgenommen wird, kommt dem Betreffenden nur deshalb vernünftig vor, weil ihm die Einstellung in ihrem vollen Ausmaß nicht bewusst und klar ist. Die vollständige Aufklärung über die Einstellung zu einer Sache offenbart häufig irrationales und unrealistisches Denken. Der Patient wird dann gefragt, ob er immer noch zu diesem Standpunkt steht.

Um Ihre Fähigkeit, die volle Einstellung eines Menschen darzulegen, zu verstärken, werden zwei unter körperlich kranken Menschen verbreitete Reaktionen vorgestellt. Der Therapeut legt dann die volle Einstellung zu diesem Thema offen, die häufig nicht bewusst wahrgenommen wird.

Überzeugung A

Patient: «Es ist einfach nicht richtig, dass sich mein Leben so entwickelt hat, dass ich krank und schwach geworden bin.»

Therapeut: «Wollen Sie damit sagen: ‹Ich dürfte eigentlich nur gesund sein, dies ist das einzig Richtige, was mir geschehen könnte, dass ich einfach dafür geschaffen bin, gesund zu sein, und nur erleben sollte, gesund zu sein?›»

Überzeugung B

Patient: «Ich ärgere mich so über meine Krankenversicherung, weil sie es mir so schwer macht.»

Therapeut: «Was ich Sie sagen höre ist: ‹Meine Krankenversicherung sollte nicht meine Versorgung organisieren, meine Behandlung eingrenzen und versuchen, Geld zu sparen. Sie sollte alles bezahlen, was ich auch immer nötig habe und was für mich am besten wäre, aber ganz auf Kosten der Krankenkasse. Sie sollte nicht ans Geld denken, sondern die Kranken sollten an erster Stelle kommen. Mit anderen Worten, meine Krankenkasse sollte nicht wie eine Krankenkasse, sondern höchstens wie ein wohlwollender, aufgeklärter Versorger auftreten und das verordnen, was ich am besten finde.›» Wenn die Patienten den vollen Umfang ihrer Einstellung mit ihrem irrationalen Gedankengang hören, geben viele von ihnen automatisch dieses Denken auf. Eine Diskussion erübrigt sich dann oft.

2. Technik der erzwungenen Wahl

Bei dieser Technik der kognitiven Umstrukturierung (Wessler und Wessler, 1980; McMullin, 1986) werden die Patienten dazu aufgefordert, eine objektive Position einzunehmen und zwei Reaktionen auf das Leiden nebeneinander anzuhören – eine irrationale und eine rationale. Sie sollen dann auswählen, welche die meisten Probleme verursacht und welche die wenigsten negativen Gefühle hervorruft. Zuerst hören die Patienten die Reaktion der Ablehnung des Leidens: «Ich hasse diese Krankheit; sie ist miserabel. Ich bin unglücklich, und daran ist nur dieser verdammte Körper schuld, der nicht heilen will.» Dann wird die Einstellung der Assimilation des Leidens vorgestellt: «Ich mag zwar nicht, was mir widerfährt, aber ich kann die Wirklichkeit nicht ändern. Ich habe es mir nicht ausgesucht, aber ich muss damit umgehen. Ich kann daran arbeiten zu ertragen, was mir widerfährt. Ich möchte mein Leben nicht damit verbringen, dass ich meine Lage hasse und zu ändern versuche, was nicht zu ändern ist.» Letzteres wird offensichtlich am wenigsten negative Gefühle hervorrufen und den Patienten unter Druck setzen, diese innere Haltung zu übernehmen.

3. Selbstinstruktionstraining

Selbstinstruktionstraining (Meichenbaum, 1977; Meichenbaum und Jaremko, 1983) kann helfen, die Fähigkeit zu entwickeln, sich an Leiden und Belastung anzupassen. Es ist auch von Vorteil beim Überwinden der Ablehnung des Leidens. (s. **Arbeitsblatt 6-4**).

Arbeitsblatt 6-4: Überwinden von Ablehnung des Leidens

Vorbereitung auf Situationen, in denen ich vielleicht weiteres Leiden ablehne:

Hat mein Leiden in ähnlichen Situationen in der Vergangenheit zugenommen?
Habe ich früher in ähnlichen Situationen Leiden abgelehnt?
Wenn ja, dann sollte ich bereit sein, mit dieser Form der Problembewältigung umzugehen. Sie ist keine Hilfe.
Ich verfalle nicht auf die Idee, körperlich jemand sein zu wollen, der ich zu diesem Zeitpunkt nicht sein kann.
Ich verfalle nicht dem Glauben, meine Zukunft sei düster. Ich nehme jeden Tag wie er kommt.
Wenn ich diese Krankheit hasse, hasse ich mein Leben. Ich gebe den Hass auf. Er bietet mir keine Vorteile.
Ich muss meine Krankheit nicht gernhaben, doch ich muss akzeptieren, dass ich eine Krankheit habe.
Ich will mit der Wirklichkeit leben und mich nicht mehr dagegen auflehnen. Ich passe mich an die Tatsachen an.
Ich will nicht anfangen zu grübeln, will Selbstmitleid vermeiden, denn das macht nur niedergeschlagen.
Ich achte auf Anzeichen der Ablehnung des Leidens.

Umgang mit einer Situation, in der ich Ablehnung des Leidens feststelle:

Ich fühle mich im Moment schlechter. Ich merke, dass ich in dieser Situation Leiden ablehne.
Ich werde nicht böse über das Leiden. Ich lasse mich nicht entmutigen und werde nicht niedergeschlagen. Dadurch würde ich mich nur noch schlechter fühlen.
Ich halte verstärktem Leiden stand.
Ich kann mein Leiden nicht vertreiben. Es ist jetzt ein Teil von mir, weil ich diese Krankheit habe.
Ich lehne es nicht ab. Ich gebe den Protest dagegen auf. Ich höre auf, mich darauf zu konzentrieren.
Ich möchte nicht leiden, aber es lässt sich nicht vermeiden. Ich lebe damit. Ich gebe ihm einen Platz in meinem Leben. Es ist ein Teil meines Lebens.
Ich leide genug. Ich will mein Leiden nicht dadurch vergrößern, dass ich mein Leben, wie es jetzt ist, hasse.

Umgang mit sich selbst, nach der Situation:

Ich suche nach Anzeichen für Niedergeschlagenheit oder Wut über das schlechte Befinden in dieser Situation. Wie viel Leid trage ich in diesem Augenblick in mir?
Ich wende meine Aufmerksamkeit anderen Dingen zu, die angenehm sind. Ich konzentriere meine Aufmerksamkeit nicht länger auf meine körperlichen Probleme.
Ich mache ein paar tiefe Atemzüge und entspanne mich. Ich lasse die körperliche Anspannung des Leidens los.
Ich will mein Leben nicht hassen, weil ich nicht mehr so gesund bin wie früher.
Ich will keine Ressentiments darüber mit mir herum tragen, wie mein Leben jetzt ist. Ich passe mich an das an, was auf mich zukommt. Ich will nicht in Wunschdenken verfallen. Ich will akzeptieren, wer ich bin.

4. Angeleitete Rituale zur Lösung des Problems

Eine adaptierte Variante der Mailänder Familientherapie (Boscolo et al., 1987) kann eingesetzt werden, um den Patienten zu zeigen, wie unklug die Strategie der Ablehnung des Leidens ist. Zuerst zählen die Therapeuten die Denkweise und das Handeln sowohl der Ablehnung als auch der Assimilation des Leidens auf. Dann werden die Patienten gebeten, an den ungeraden Wochentagen die Ablehnung des Leidens einzusetzen und an den geraden Tagen die Assimilation des Leidens. Damit stehen die Reaktionen nebeneinander, und ein Patient wählt die Strategie aus, die zu den meisten Problemen führt, und ein anderer diejenige, die am besten hilft.

5. Motivierende Analyse

In der kognitiven Bewältigungstherapie dient zur Entscheidungsfindung eine motivierende Analyse (Edwards, 1954), um den Patienten dabei zu helfen, die Rentabilität, die Nützlichkeit, die Vor- und Nachteile der Ablehnung des Leidens sachlich abzuwägen. Dann werden die Vor- und Nachteile der Assimilation des Leidens aufgelistet. Schließlich entscheidet der Patient, welche Reaktion mehr Vorteile mit sich bringt.

Diese Technik wird eingesetzt, weil die Patienten häufig an fehlangepassten Strategien festhalten, ohne jedoch zu wissen, weshalb. Sie bringt die sogenannten Vorteile zum Vorschein (z. B. die Gelegenheit, sich an einem anderen Menschen zu rächen). Sind sich die Menschen erst einmal der Motive bewusst, mit denen sie eine fehlangepasste Einstellung aufrechterhalten, können sie verstandesmäßig entscheiden, ob sie damit den besten Kurs eingeschlagen haben im Vergleich zu anderen Strategien.

6. Vorkehrungen gegen Rückfälle

Die Therapeuten sollten ihre Patienten darauf vorbereiten, dass sie sich auf Widerstände gegen die Assimilation des Leidens gefasst machen müssen. Sie sollten die Patienten warnen, dass sie wahrscheinlich mehrmals Rückfälle erleben und wieder ihre Auflehnung, ihr Selbstmitleid, ihren Selbsthass und ihre Selbstkritik aufnehmen werden, weil sie krank geworden sind oder nicht gesund werden; sie müssen sich innerlich darauf vorbereiten. Das ist so, weil die Enttäuschung darüber, eine Krankheit zu haben, so intensiv ist und die Einbußen durch die Krankheit so umfassend sind. Deshalb wird es schwierig sein, die Assimilation des Leidens durchzuhalten. Es liegt auch im Wesen des Menschen, Negatives abzulehnen und ihm keinen Zugang zum eigenen Leben zu gewähren. Wenn den Patienten aber bewusst ist, dass Rückfälle vorkommen, sind sie darauf vorbereitet, die in der Therapie erlernten Techniken (z. B. Selbstinstruktionstraining) einzusetzen, um den Widerstand gegen die Assimilation des Leidens zu überwinden.

Diese Technik ist besonders bei Patienten zu empfehlen, die plötzlich und leicht auf die Assimilation des Leidens umschalten. Die Therapeuten sollten dann bedenken, dass diese Patienten die negativen Gefühle über die Krankheit noch nicht verarbeitet haben und stattdessen bei Behandlungsende wieder in die Ablehnung des Leidens zurückfallen werden. Die Technik soll die Patienten in ein therapeutisches Dilemma bringen: Wenn sie keinen Rückfall haben, bedeutet dies, dass sie die Assimilation des Leidens umsetzen und damit die Not unter Kontrolle haben; das ist wünschenswert. Wenn sie aber tatsächlich einen Rückfall haben und weiteres Leiden ablehnen, dann heißt das, sie vernachlässigen die Anwendung der in der Therapie erlernten Fertigkeiten. Indem sie vorher gewarnt werden, dass dieser Fall eintreten könnte, untersteht die Zustandsverschlechterung der Kontrolle der Patienten, und auch das ist wünschenswert (Seltzer, 1986; Weeks und L'Abate, 1985).

7. Vorgegebene, eingeschränkte und geplante Rückfälle

Patienten, die zwiespältige Gefühle darüber haben, ob sie ihre Strategie der Ablehnung des Leidens aufgeben sollen, kann empfohlen werden, diese Ablehnung wieder aufzunehmen, wenn sie es für notwendig erachten. In diesem Fall ist der Rückfall geplant. Diese paradoxe Strategie (Seltzer, 1986; Zeig, 1980) bringt den Patienten in eine Zwickmühle. Wenn sich ein Patient für die Ablehnung des Leidens entscheidet und sich schließlich als Folge davon schlechter fühlt, dann zeigt dies, dass die Verstärkung seines Leidens nicht von der Krankheit selbst herrührt, sondern vom Verhalten des Patienten. Wenn ein Patient jedoch einem Rückfall aus dem Weg geht und stattdessen die Assimilation des Leidens wählt und wenn er sich als Folge davon besser fühlt, dann zeigt er dadurch, dass er einer Verstärkung des Leidens entgehen kann, indem er diese Bewältigungsstrategie einsetzt.

Bei dieser Technik wird den Patienten gesagt, dass sie, wenn sie nicht zurechtkommen können, sich mit Absicht irrational verhalten und einen Aussetzer für einen vorgegebenen Zeitraum planen können. Dies ist ein *vorgesehener Einbruch* in das rationale Handeln. Während dieser Zeit gestehen sie sich zu, sich selbst zu bedauern und sich über ihr Unglück zu beklagen, bis diese Zeit abgelaufen ist. Danach müssen sie wieder zu ihrer Einstellung der Assimilation des Leidens zurückfinden.

8. Aufgezwungene Verantwortung

Obwohl viele Patienten die Risiken und Konsequenzen der Ablehnung des Leidens erkennen, kehren sie wegen ihrer Feindseligkeit und ihren Hassgefühlen der Krankheit gegenüber trotzdem wieder zu dieser Strategie zurück. Die kognitive Bewältigungstherapie behandelt dieses Problem, indem die Patienten aufgefordert werden, die Verantwortung für ihre Reaktionsweise zu übernehmen. Die negativen Auswirkungen der Ablehnung des Leidens werden aufgelistet und die Patienten aufgefordert, diese Folgen auf sich zu nehmen, wenn sie sich für diese Strategie entscheiden.

9. Suche nach dem passenden Kontext

Diese Technik der kognitiven Bewältigungstherapie (Sharoff, 2002) anerkennt den Gedanken, dass es bei jeder gestörten Reaktion auch positive Bewältigungsfertigkeiten gibt; die Technik versucht, diese Fertigkeiten dort zu nutzen, wo sie angebracht erscheinen. Insbesondere die Reaktion der Ablehnung des Leidens umfasst möglicherweise vorteilhafte Reaktionen, die in den Kontext der richtigen Zeit und des passenden Orts gestellt werden müssen, um nicht mehr problematisch zu sein.

Beispielsweise enthält die Ablehnung des Leidens auch eine kämpferische Haltung, die selbstschädigenden Einflüssen entgegenwirkt. Diese Reaktion wird dann zum Problem, wenn sie im Zusammenhang steht mit Schuldzuweisungen an das Schicksal oder den Zufall, weil sie das Unglück verschuldet haben. In diesem Kontext bewegt sie die Patienten dazu, ihre Lage zu beklagen. Auf der Suche nach dem passenden Kontext lassen sich jedoch angemessene Situationen für eine kämpferische Haltung finden, etwa in der Physiotherapie, wo die Patienten ihren Körper fordern sollen, um die körperlichen Einschränkungen zu überwinden, oder wenn sie sich bei einer tödlich verlaufenden Krankheit gegen den Tod wehren. Ein weiteres Grundelement der Ablehnung des Leidens ist der Protest. Wenn er im Kontext des Familienlebens angewendet wird, lässt er die Patienten endlos über ihre Beschwerden klagen, was sie doch nur ihren Angehörigen entfremdet. Es werden dann Situationen vorgegeben, in denen Protest positiv ist, etwa, wenn ein Arzt die notwendigen Informationen vorenthält und der Patient dagegen protestiert.

10. Technik des Vorenthaltens

Diese paradoxe Technik (Weeks und L'Abate, 1982; Seltzer, 1986) kommt bei zwiespältigen Patienten zur Anwendung, die die Techniken zur Assimilation des Leidens nicht konsequent umsetzen oder nur langsame Fortschritte machen. Um diesen Widerstand zu behandeln, wird ihnen von den Techniken der Assimilation des Leidens abgeraten, und stattdessen werden sie ermutigt, nicht zu schnell oder zu bald Fortschritte zu machen. Als Begründung wird ihnen gesagt, sie seien möglicherweise zu diesem Zeitpunkt noch nicht bereit für eine Besserung. «Sie scheinen noch ein ausgeprägtes Bedürfnis zu haben, Ihre negativen Gefühle über Ihre Krankheit auszudrücken. Obwohl das Abreagieren dieser negativen Gefühle bewirkt, dass Sie sich noch schlechter fühlen, scheint es bei Ihnen doch vordringlicher zu sein, als Ihr Leben weiterzuleben und das Leiden zu integrieren. Ich schlage vor, die Verbesserung Ihres Zustands noch zu verzögern, damit Sie zunächst ihrem augenblicklichen Bedürfnis nach Protest und Hass auf Ihre Krankheit folgen können.» Diese Technik stachelt indirekt zur Auflehnung gegen das Vorenthalten einer Veränderung an, und indem er sich trotzig gegen den Therapeuten auflehnt, übernimmt der Patient die Techniken zur Assimilation des Leidens, was letztendlich das Ziel ist.

11. Verordnung von Fertigkeiten für fehlangepasste Reaktionen

Dies ist ein Ansatz zur Problembewältigung mit paradoxer Intention. Den Patienten wird gesagt, sie sollen ihre fehlangepasste Reaktion beibehalten, doch wenn sie dies tun wollen, benötigten sie bestimmte Fertigkeiten, um zurechtzukommen. Therapeut: «Sie wollen Leiden ablehnen und das Vorhandensein Ihrer Krankheit nicht zulassen. In diesem Fall werden Sie ein *Training des Schmerzmanagements* benötigen, denn Sie werden als Folge davon noch mehr Schmerzen bekommen. Sie werden die *Bewältigung der Wut* und *Frustrationstoleranz* lernen müssen, denn die Ablehnung des Leidens wird Ihre Wut und Ihre Frustration verstärken.»

Diese Technik empfiehlt sich bei Patienten mit chronischen Schmerzen, die wütend über ihren Zustand sind. Es wird ihnen gesagt, sie könnten so bleiben, wie sie sind, wenn sie wollen, doch müssten sie in diesem Fall Fertigkeiten zur Dämpfung des Unbehagens (Sharoff, 2004/2007) erlernen. Denn ihre Schmerzen zu hassen und abzulehnen, werde ihnen ein höheres Ausmaß an körperlichem Unbehagen bescheren. Der Hass auf ihren Zustand wird die Patienten buchstäblich erstarren lassen und die Muskelanspannung und Entzündungsreaktionen verstärken.

Von dieser Technik profitieren die Patienten so oder so. Wenn sie der Verordnung folgen und die Fertigkeiten lernen, dann erlernen sie Reaktionen, die hilfreich sind, wenn sie tatsächlich weiterhin das Leiden ablehnen. Wenn sie aber die Botschaft des Therapeuten verstehen, dass sie bis zu einem gewissen Grad ihre Probleme selbst verursachen, dann sind sie vielleicht dazu bereit, ihre fehlangepasste Reaktion auf die Krankheit aufzugeben.

12. Therapeutische Metaphern

Eine weitere Möglichkeit, Widerstand zu behandeln, besteht darin, an das Unbewusste zu appellieren und daran zu arbeiten, es durch therapeutische Metaphern (Gordon, 1978; Gordon und Myers-Anderson, 1981) indirekt zu verändern. Bei dieser Technik werden den Patienten therapeutische Metaphern angeboten, ohne dass ihnen bewusst ist, dass der Therapeut versucht, ihre Vorstellungen zu verändern.

Das folgende Beispiel zeigt, wie bei einem Patienten mit chronischen Rückenschmerzen als Folge einer Bandscheibenverletzung eine Metapher eingeführt wird. Der Therapeut setzt die Metapher ein, um die Anwendung der Technik des Gestalt-Managements zu unterstützen, mit der ein Mensch lernt, ein negatives, im Vordergrund stehendes Bild durch ein positives, aufbauendes zu ersetzen (Sharoff, 2004/2007). Der Patient hat jedoch der Anwendung dieser Technik Widerstand geleistet und klagt stattdessen weiter über seine Verletzung. Um die Ablehnung des Leidens zu überwinden und die Technik des Gestalt-Managements zu fördern, wird die folgende Metapher eingesetzt. Die Metapher fällt als *Bestandteil des Alltagsgesprächs* zwischen dem Therapeuten und dem nichtsahnenden Patienten.

> Therapeut: «Nicht so lange her, da fuhr ich weit weg, um diesen Garten zu sehen, der wegen seiner Schönheit berühmt ist. Das Problem war nur, dass der Tag extrem heiß war und die Luftfeuchtigkeit sehr hoch, so dass mir die Hitze überwältigend unangenehm vorkam. Doch zwischen meinem Klagen und Protest über die Hitze merkte ich, dass ich den Garten nicht einmal richtig betrachtete. Ich sah ihn zwar, betrachtete ihn aber nicht richtig. Ich merkte gar nicht, wie schön er war. Ich versuchte dann, das Beste aus dem Tag zu machen und achtete genau auf die schönen Details des Gartenentwurfs. Ich sah, wie die Farben zusammenpassten oder kontrastierten, und die verschiedenen Blumen so angepflanzt waren, dass sie eine bestimmte Wirkung erreichten. Als ich anfing, auf die Details zu achten, merkte ich, dass ich die Hitze nicht mehr spürte.»

In dieser Metapher vergleicht der Therapeut die Krankheit des Patienten mit einem heißen, schwülen Tag. Der Patient wird mit dem Therapeuten verglichen, und beide handeln ähnlich. Auch eine Lösung des Leidens – Gestalt-Management – kommt metaphorisch vor, in Form des Betrachtens der Farben im Garten (eine negative Wahrnehmung im Vordergrund wird durch eine positive ersetzt), anstelle einer Fokussierung auf die das Leiden verursachende, brütende Hitze.

13. Selbstbeobachtung und Selbsteinschätzung

Techniken des Selbstmanagements (Rokke und Rehm, 2001) können bei Patienten eingesetzt werden, die zwar bewusst einsehen, dass die Ablehnung des Leidens kontraproduktiv ist, aufgrund ihrer Ablehnung der Krankheit jedoch in diese Reaktionsweise zurückfallen. Ohne es zu merken, äußern die Patienten ihre Ressentiments gegen die Krankheit als Protest. Dieses Problem kann man behandeln, indem man Selbstbeobachtung und Selbsteinschätzung einsetzt. Dabei werden unbewusste Einflüsse verstärkt bewusst gemacht. Beim Ausfüllen des **Arbeitsblattes 6-5** auf S. 60 merken die Patienten selbst, wenn sie sich nicht an die psychologischen Vorgaben halten.

Arbeitsblatt 6-5: Selbsteinschätzungsbogen, um Ablehnung des Leidens festzustellen

1. Was war der höchste Grad schlechten Befindens, den ich heute empfunden habe, von 0 bis 5? Dabei steht 5 für das Schlimmste, das ich als Folge meines Zustandes (z. B. Krankheit) zu erdulden haben könnte.

2. Habe ich mich heute dem Selbstmitleid oder der Bitterkeit über meine Krankheit hingegeben? Ja _____ Nein _____ Welches waren heute Anzeichen für die Ablehnung des Leidens?
   ____

3. Habe ich die Tatsache akzeptiert, dass ich darunter leiden werde, weil ich diese Krankheit habe? Ja _____ Nein _____ Habe ich meine Krankheit gehasst oder habe ich sie zu einem Teil meines Lebens, einem normalen Teil meines Daseins gemacht?
   ____

4. Habe ich es ausgehalten, dass ich unter dieser Krankheit leide? Ja _____ Nein _____ Habe ich die Verluste, Schmerzen und die Deprivation, die diese Krankheit mit sich bringt, ausgehalten?

5. War ich stolz auf mich darüber, wie gut ich allen Unannehmlichkeiten dieser Krankheit standgehalten habe? Ja _____ Nein _____

6. Welche Techniken habe ich eingesetzt, die mir geholfen haben, mein Leben an das Leiden zu assimilieren; ich beurteile ihre Wirksamkeit von 0 bis 5, wobei 5 äußerst hilfreich bedeutet.
   a. Selbstgespräch; eingeschätzt als _____
   b. Bilderleben; eingeschätzt als _____
   c. symbolische Gesten; eingeschätzt als _____
   d. Ankern; eingeschätzt als _____
   e. anderes ______________________________ ; eingeschätzt als _____

Zusammenfassung

In diesem Kapitel finden sich drei Arbeitsblätter zur Einschätzung der Intensität des Leidens. Eines davon bezieht sich auf das Krankheitserleben, das zweite erfasst die Situationen, die Leiden verursachen und das dritte stellt fest, wie die Patienten auf die Krankheit reagieren. Die Therapeuten sollen die Vorstellung, dass die Krankheit Leiden verursacht, in Frage stellen und stattdessen auf die fehlangepasste Bewältigungsreaktion der Ablehnung des Leidens eingehen. An ihrer Stelle wird die Bewältigungsreaktion der Assimilation des Leidens diskutiert, die zu einem Annehmen und Ertragen der Krankheit führt. Zahlreiche Techniken zur Behandlung des Widerstands gegen die Assimilation des Leidens werden vorgestellt.

Kapitel 7
Identität und Selbstachtung

Identität ist das Erkennen der eigenen Person. Aus der Vielzahl von Charakterzügen, Rollen und Handlungen eines Menschen entsteht eine Selbstdefinition, und wenn dies geschieht, hat dieser Mensch einen «Das-bin-ich»-Moment, der umreißt, wer das Selbst ist. Identität wählt Facetten der einzelnen Person aus und setzt ihnen das Selbst gleich. Aus diesem Prozess bildet sich reflektierend ein Gefühl des Selbst heraus. Wenn das Gefühl als gut erlebt wird, dann empfindet der Mensch Selbstachtung für sich, und er achtet sich. Selbstachtung ist nicht nur ein Gefühl für die eigene Person, sondern auch eine geistige Wahrnehmung, eine besondere Form der Wertbeurteilung, die feststellt: «Ich bin gut und habe meinen Wert.»

Mit dem Ausbruch der Krankheit gerät die Identitätsbildung jedoch in eine kritische Phase. Die Identität wird von einem Strom negativer Selbstwahrnehmungen unterspült. Die Krankheit durchdringt, beschlagnahmt und verzerrt unweigerlich die Identität und beeinträchtigt gleichzeitig die Selbstachtung. Allzu oft wird eine bis dahin bestehende positive Selbstachtung durch den schlechten Gesundheitszustand verdorben; die Selbstachtung sinkt, wenn der körperlich Kranke nicht mehr so aussieht oder so viel leisten kann wie vorher.

Mit dieser Auswirkung der Krankheit auf die Identität und das Selbstwertgefühl umzugehen, wird schnell zu einem der wichtigsten Themen in der Behandlung. Weil sich die Auswirkungen der Krankheit nicht vermeiden lassen, müssen die Patienten dazu gebracht werden, wie *scharfe Wachhunde* die schädlichen Einflüsse auf das Selbstbild und die Selbstgefühle zu erkennen. Darum geht es beim *Identitätsmanagement*, wo der Einfluss bestimmter Situationen und körperlicher Dysfunktion von einer *inneren Kontrollinstanz* gefiltert wird, die die Selbstwahrnehmung beurteilt und sie für akzeptabel oder nicht akzeptabel befindet. Nicht akzeptable Selbstwahrnehmungen werden ausgeblendet, wenn sie als für das Wohlbefinden schädlich oder giftig erachtet werden.

Die innere Instanz versucht drei Arten von Identitätskrisen zu vermeiden:

1. *Identitätsverfälschung* bedeutet, dass ein positives Selbstbild verdorben wird, was ein vermindertes Selbstwertgefühl hervorruft. Das führt zu einer neuen Anordnung der Selbstvorstellungen. Manche Selbstbilder, die sonst immer die Aufmerksamkeit beherrscht haben, werden in den Hintergrund geschoben, und neue Bilder, die im Wesentlichen negativ sind, rücken in den Vordergrund.
2. *Identitätsverfremdung* ergibt sich, wenn dieses verfälschte Selbstbild zu abstoßend ist, um es in das Verständnis von sich selbst zu integrieren. Um das Selbstbild zu schützen und ein Absinken des Selbstwertgefühls zu vermeiden, entfremdet sich der/die Betroffene vom eigenen Selbst. Er/sie dissoziiert sich vom neuen, von der Krankheit beeinträchtigten Selbst, mag es nicht und sieht es als sein Nicht-Ich an. Das alte, das ursprüngliche Ich wird geschützt und bewahrt, während das Nicht-Ich verachtet wird. «Dieser Mensch da, durch Rückenschmerzen behindert, der schon mit einem Fuß im Grab zu stehen scheint, das bin ich doch nicht. ‹Ich› erscheine erst später am Morgen, wenn ich anfange, mich besser und stärker zu fühlen, wenn ich wieder als mein altes Selbst auftauche.»
3. *Identitätsverlust* entsteht dann, wenn die erwünschten, positiven Selbstkonzepte verblassen und sich auflösen und eine dürftige und unzureichende Ansammlung von Merkmalen und Facetten des Selbst zurückbleibt, die die Grundlage der Identität bildet. Die neue Fassung des Selbst kann kein gesundes Selbstkonzept mehr bilden. Bevorzugte Kennzeichen der Identität sind zurückgestuft oder ausgelöscht; eine leise Aushöhlung oder ein dramatisches Absacken des Selbstwertgefühls ist die Folge.

Wir wollen nun unsere Aufmerksamkeit darauf richten, wie sich diese drei Identitätskrisen vermeiden lassen. Zwei Fertigkeiten für das Identitätsmanagement werden erörtert: die *Überprüfung des Selbstbildes* und die *Identitätsverschmelzung*. Ihre Anwendung mit einer besonderen Ausprägung der Identität – durch *Identitätskennzeichen* – wird dargestellt. Möglichkeiten zur

Unterstützung und Entwicklung des Selbstwerts werden aufgezeigt, einschließlich Techniken wie der *Selbstverstärkung*, der *Selbstanteilnahme* und der *Anwaltschaft in eigener Sache*. Einem Problembereich, der die Selbstachtung verringert, wird besondere Aufmerksamkeit geschenkt: dem Thema Schuld.

Identitätsverschmelzung

Da Erkrankungen und deren Behandlung tiefgreifende Identitätsveränderungen mit sich bringen, müssen körperlich kranke Menschen sich damit beschäftigen, ihre Identität aus der Zeit vor der Erkrankung mit der Identität, die sich seit Krankheitsbeginn herausgeformt hat, zu verschmelzen. Diese Aufgabe wird als *Identitätsverschmelzung* bezeichnet.

Sie setzt sich aus mehreren Einzelaufgaben zusammen:

1. Wenn eine Facette der alten Identität positiv war, dann sollten sie die Patienten soweit wie möglich zu erhalten suchen. Das heißt: Sie sollten die Quelle, aus der dieses Merkmal stammt, soweit wie möglich zu bewahren suchen. Dieser Ursprung kann in einer Rolle, einer Beziehung, Berufung oder dem Besitz einer Sache liegen (z. B. einem Zuhause, Auto etc.).
2. Die Identität körperlich kranker Menschen muss auch die Wahrnehmung des Selbst als eines chronisch kranken oder von einer tödlichen Krankheit befallenen Menschen einschließen oder ihr Raum geben. Ein wichtiges Behandlungsziel ist die Integration der Krankheit, wodurch sie zu einem akzeptierten Teil des Selbst wird. Dazu gehört auch, dass sich der Betreffende selbst wohlwollend betrachtet, auch wenn er krank ist.
3. Die Verschmelzung der Vorstellungen sollte breit angelegt und aus vielfältigen Bildern zusammengesetzt sein. Die Identität sollte nicht nur von einigen wenigen Eigenschaften abhängen. Sonst verfällt der Betreffende in eine reduktionistische Denkweise. Dieses Problem erfordert eine kognitive Umstrukturierung.
4. Bei der Identitätsverschmelzung muss eine «vorschnelle Ausformung der Identität» überwunden werden, d. h. die Identität wird fluktuieren, sich verschieben und sich parallel zum Fortschreiten, der Besserung oder dem Wiederauftreten der Krankheit verändern. Die Patienten werden die unterschiedlichen Verläufe, die ihre Krankheit nehmen kann, nicht vorher kennen. Jeder mögliche Verlauf kann sich auf die Identität auswirken. Doch wenn sich die Patienten von Tag zu Tag beobachten und täglich ein neues Bild von sich machen, werden sie keine zukünftige Identität erkennen können. Viele chronisch kranke Menschen und Patienten mit tödlich verlaufenden Krankheiten definieren zu früh und bloß für den Augenblick, wer sie sind, oder wer sie sein werden. Stattdessen müssen sie langfristig denken und sich immer wieder im Zeitverlauf neu definieren. Sie müssen eine Haltung des Abwartens und der Beobachtung einnehmen, bevor sie zu dem Schluss kommen: «Das bin ich oder das werde ich sein.»
5. Die Identitätsverschmelzung muss auf den Augenblick bezogen und dynamisch sein. Dies bedeutet, den Wahrnehmungsfluss so zu steuern, dass nicht nur eine oder wenige Handlungen die Aufmerksamkeit beanspruchen und andere Identitätsaspekte in den Hintergrund drängen. Denn wenn nur wenige Seiten der Identität wahrgenommen werden, strukturieren feste oder fixierte Gestaltwahrnehmungen das Selbstkonzept. Stattdessen benötigt eine Identität *bewegliche und immer im Wandel begriffene Gestaltwahrnehmungen.* Daryl beispielsweise, ein Patient mit MS sieht sich als Krüppel, weil sein Gang krankheitsbedingt unsicher ist. Er hat eine fixierte Gestaltwahrnehmung. Und doch kann er sich völlig anders erleben, als wenn er geht. Im Sitzen benötigt er die neuromuskuläre Steuerung seiner Beine weniger als beim Gehen. Dann wird die Spastik weniger zum Problem. Beim Sitzen werden ihm auch die anderen Aspekte seines augenblicklichen Leistungsvermögens bewusst. Seine Identität kann sich auf andere Vorstellungen seines Selbst verlagern (z. B. ist er ein glänzender und schlagfertiger Unterhalter). Indem Daryl also wechselnde Gestaltwahrnehmungen von sich aufrechterhält, kann sich seine Identität verändern, je nachdem, was er tut, und eine andere Ausformung annehmen, sobald er etwas anderes tut.

Um eine Identitätsverschmelzung zu erleichtern, müssen verschiedene Fragen und Themen in Betracht gezogen werden:

1. Schätzen Sie die gegenwärtige Identität des Patienten ein. Bitten sie um Beschreibungen des Selbst oder wie er sich für andere selbst beschreiben würde.
2. Fragen Sie, was zu der gegenwärtigen Identität geführt hat. Worauf war/ist die Person früher oder jetzt stolz? Welche Rollen, Interessen oder Tätigkeiten waren Grundelemente ihrer Identität?
3. Schätzen Sie die frühere Identität des Patienten ein. Bitten Sie um Schilderungen seiner Persönlichkeit bevor er krank wurde.
4. Wie hat sich die frühere Identität infolge der Krankheit verändert? Welche Facetten der alten Identität sind noch intakt?
5. Was waren die Schlüsselfunktionen im Leben des Patienten, ohne die er einen schweren Identitätsverlust erleiden würde? Sind dem Patienten diese Tätig-

keiten gegenwärtig verloren gegangen und wenn ja, wie hat sich das auf ihn ausgewirkt?
6. Welche Anteile seiner Persönlichkeit hat der Patient nach seiner eigenen Überzeugung verloren, und ist diese Überzeugung korrekt? Ist der Patient realistisch oder unrealistisch bezüglich seiner Identitätsverluste?
7. Wieweit beherrscht die neue Identität das Selbstkonzept und verstellt die Identität aus der Zeit vor der Erkrankung? Zeichnen Sie ein Tortendiagramm um festzustellen, welche Anteile der Identität aus der Zeit vor der Krankheit stammen und welche Anteile sich nach Krankheitsbeginn entwickelt haben.
8. Schätzen Sie ein, wie sehr der Patient Aspekte seiner neuen Identität ablehnt.

Identitätskennzeichen: verloren und gefunden

Der Identitätsverlust ist ein kaum merkbarer Prozess. Zum Teil entsteht er durch einen Verlust dessen, was man als *Identitätskennzeichen* bezeichnen kann. Sie machen Facetten des Selbst aus und machen es leicht erkenn- und unterscheidbar. Sie sagen dem Selbst: «Das bin ich», und: «Ich bin immer noch der/die Gleiche wie früher.» Sie bestätigen und bezeugen, wer das Selbst ist. Sie werden entweder bewusst oder unbewusst wahrgenommen. Es gibt zahllose Identitätskennzeichen, und sie einzusetzen oder sie zu besitzen, stabilisiert die Selbsterkennung und bestätigt die Identität, z. B.:

- das Ausführen einer Tätigkeit (z. B. ein Motorrad fahren, die Kinder mit dem Auto irgendwo hinbringen, kunsthandwerkliche Beschäftigung)
- Körperteile (z. B. Hoden, Brüste, Genitalien, schlanke Fesseln, breite Schultern, breite Brust)
- Werkzeuge (z. B. Computer, Werkzeuge zur Holzbearbeitung, Stethoskop, Rasenmäher)
- Kleidungsstücke (z. B. Dreiteiler, Markenkleidung)
- Besitz (z. B. Möbel, Haus, Auto)
- Umgebung (z. B. ärmliche Verhältnisse, der gute Stadtteil)

Es gibt viele Persönlichkeitsmerkmale im Zusammenhang mit chronischer Krankheit, wie etwa Medikamente, der Gebrauch eines Gehstockes oder eines Rollstuhls, die einen behinderten Menschen kennzeichnen, oder hängende Schultern und ein geöffneter Mund, die kennzeichnend sind für chronische Erschöpfung (engl. *chronic fatigue*). Wiederholtes Verziehen des Gesichts und Seufzen zeigen an: «Ich habe chronische Schmerzen.»

Wenn Menschen einem Identitätskennzeichen begegnen, erleben sie eine Bestätigung des Selbst. Im Folgenden einige Beispiele:

- Beth, eine Frau mittleren Alters, zieht einen engen Rock an und besieht sich ihr Profil im Spiegel. Sie berührt ihren flachen Bauch und hält ihn einen Augenblick. Er ist für sie ein Identitätsmerkmal und bestätigt ihr, dass sie zu der schlanken, attraktiven, jugendlichen, weiblichen Gruppe gehört.
- Ralph wurde von seiner Frau gerade kritisiert und heruntergemacht. Er steht auf, zieht seine Hose hoch bis unter seinen massiven, überhängenden Bauch, bläst die Brust auf, schiebt das Kinn vor und geht entrüstet weg. Er hat gerade ein Identitätskennzeichen erlebt, mit dem er sein Selbstbild als starker, zäher und mächtiger Mann bestätigt hat, um die negative Wirkung, die seine Frau auf seine Selbstachtung ausgeübt hat, wieder wettzumachen.
- Bill zieht seinen Dreiteiler an, nimmt seine Aktentasche und verlässt das Haus, um in seinen BMW zu steigen. Alles das sind Identitätskennzeichen, die anzeigen, dass er ein erfolgreicher Geschäftsmann der oberen Mittelklasse ist.

Durch eine chronische oder tödlich verlaufende Krankheit gehen die positiven Persönlichkeitsmerkmale verloren; dann verlieren diese Menschen einzelne Facetten ihrer Persönlichkeit. Gleichzeitig tauchen neue Identitätskennzeichen auf, die gewöhnlich negativ sind, wie z. B. eine Gehbehinderung oder gelbliche Haut. Diese Merkmale verfälschen die alte Identität.

Beispiel A

Beth musste ein Medikament nehmen, das zu einer deutlichen Gewichtszunahme führte. Sie verlor ihre schlanke, jugendliche Identität und empfand sich stattdessen als übergewichtiges, ungepflegtes, schlampiges Wesen (Identitätsverfälschung).

Beispiel B

Ralph bekam Krebs und verlor seine massige Gestalt, die für ihn ein positives Identitätskennzeichen war. Obwohl er schlank aussah, erschien ihm seine neue Identität als die einer schwachen, schmächtigen Person. Er fühlte sich fremd und entfremdet von seiner neuen Figur. Für ihn war sein schlankes Aussehen die Identität eines Patienten mit Krebs, eines schwachen, kranken Menschen. Seine gesamte Identität war verfälscht durch die krankheits- und therapiebedingten Veränderungen.

Beispiel C

Bill bekam Multiple Sklerose, und damit erlitt er einen Verlust zahlreicher Identitätsmerkmale. Oft wurde ihm schwindlig, und sein klarer, schneller Kopf war verwirrt, was ihn dazu zwang, seinen BMW nicht mehr zu fahren. Er musste sich berenten lassen, und damit brauchte er nicht mehr jeden Tag seine Dreiteiler zu tragen. Jedes dieser Identitätsmerkmale hatte Bills Vorstellung von sich als von intellektuellem und sozialem Wert unterstützt.

Therapeutische Strategien

Im Folgenden sind verschiedene Strategien aufgeführt, die Identitätskennzeichen verwenden:

Strategie 1: *Wecken Sie die alten Identitätskennzeichen wieder und bewahren Sie sie, um den Identitätsverlust auf ein Minimum zu beschränken.* Fallbeispiel: Als Bills Gesundheit ihn zwang, seine Arbeit aufzugeben, fühlte er sich unzulänglich, so als habe er seine besten Zeiten hinter sich. Er vermisste seine Identität überaus, als mächtiger Mann an der Spitze, als einer, «der etwas in Gang brachte und durchführte». Der Therapeut fragte ihn: «Wann mochten Sie sich am meisten, solange Sie noch arbeiteten? Welche Tätigkeiten übten Sie aus, als Sie sich selbst gegenüber die positivsten Gefühle hatten?» Bill antwortete, er habe sich gut gefühlt, als er seine einflussreiche Position als Generaldirektor innehatte, die ihm Status und Achtung eingebracht habe. Der Therapeut fragte, wie er ausgesehen habe, als er als Verantwortlicher handelte. Während Bill unsicher war, sagte seine Frau, er sei ihr immer besonders stark vorgekommen, wenn er das Kinn hob, den Kopf zurücknahm und mit fester, leiser, tiefer Stimme sprach. Der Therapeut schloss daraus, dies sei ein Identitätskennzeichen, und ermutigte ihn, um seine frühere Identität als Machtmensch wiederzugewinnen, diese «Pose der Macht» und «Stimme der Macht» wieder einzunehmen, wenn er mit anderen Menschen, besonders mit den Vertretern des Gesundheitswesens, sprach. Obwohl Bill nicht mehr die berufliche Stellung hatte, die ihm das Gefühl von Wichtigkeit gab, konnte er seine Identität erhalten, wenn es ihm gelang, Macht darzustellen. Das Identitätskennzeichen war seine Verbindung zu jener verlorenen Identität.

Strategie 2: *Entwickeln Sie neue Identitätsmerkmale, um die alte Identität aufrechtzuerhalten und einen Identitätsverlust zu vermeiden.* Fallbeispiel: Beth nahm zu und verlor ihr Identitätskennzeichen des flachen Bauchs, das ihre Identität als begehrenswerte und anziehende Frau gebildet hatte. Ihr Therapeut arbeitete daran, andere Möglichkeiten zu finden, ihre alte Identität aufrechtzuerhalten. Mehrmals bekam Beth in ihren Gesprächen einen Schimmer in ihren Augen, sie machte ein gespielt unschuldiges Gesicht, legte den Kopf schief und lachte schelmisch. Der Therapeut fragte Beth, ob sie sich in diesem Augenblick gut gefiel, was sie bestätigte. Er schlug ihr dann vor, sie solle diesen Gesichtsausdruck und das schelmische Lachen absichtlich einsetzen, wenn sie mit anderen spreche, um das Gefühl zu bekommen, begehrt und attraktiv zu sein. Dieses neue Identitätskennzeichen wurde eine Verbindung zu ihrer alten Identität, die sie bewahren wollte.

Strategie 3: *Betonen Sie andere Facetten der alten Identität, die nicht hervorstechend waren, und bauen Sie ein Identitätskennzeichen als Verbindung dazu auf.* Dies stellt andere Bilder des Selbst in den Vordergrund statt in den Hintergrund. Es ist nützlich, wenn eine Vorstellung, die die Selbstachtung unterstützte, verloren gegangen ist oder eingeschränkt wurde. Fallbeispiel: Die krankheitsbedingte Erschöpfung und Schwäche sind Ursache dafür, dass Beth sich lahm, entleert und antriebslos fühlt. Ihr Temperament war früher ein wichtiger Bestandteil ihrer Identität. Ihr Therapeut betont jedoch, dass Beth doch Entschlusskraft zeige, indem sie immer noch regelmäßig zur Arbeit gehe. Er fragt sie, ob sie sich im Allgemeinen für einen entschlossenen Menschen hält. Sie antwortete, sie sei zwar entschlossen, doch sei dies für sie kein wichtiger Zug ihrer Identität. Um diese Vorstellung ihrer selbst mehr in den Vordergrund zu rücken, arbeitete der Therapeut ein Identitätskennzeichen für diese Eigenschaft heraus. Er schlug vor, sie solle einen Ausdruck von Entschlossenheit entwickeln und dann annehmen, wenn sie etwas durchsetzen wolle, auch wenn sie nicht genügend Energie dafür spüre. Der Ausdruck von Entschlossenheit bestand darin, dass sie das Kinn anspannte, die Stirn runzelte und auf die Unterlippe biss. Eigentlich stimulierte dieses Aussehen die Reaktion der Entschlossenheit. Mit der Zeit wurde es zu einem beherrschenderen und weniger zurücktretenden Teil ihrer Identität.

Strategie 4: *Bauen Sie neue Züge der Identität auf, um den Identitätsverlust zu überwinden. Bilden Sie ein Identitätskennzeichen aus, um die neue Facette der Identität zu unterstützen und als positiv zu empfinden.* Fallbeispiel: Ralph erlebte wegen seiner Krebserkrankung einen Identitätsverlust. Sein Therapeut bemerkte, Ralph erscheine elegant und würdevoll, besonders im Sitzen. Er schlägt ein Bein sorgfältig über das andere und richtet sich beim Sitzen gerade auf. Der Therapeut fragte ihn, ob er sich als elegant erlebe, und Ralph antwortete, dies sei nicht Teil seines Selbstbilds. Der Therapeut fragte dann nach, ob er sich gerne so sähe, und Ralph stimmte zu. Die Sitzposition wurde dann zu einem Identitätsmerkmal für das Selbstbild der Eleganz.

Überprüfung des Selbstbildes

Ohne es zu merken, erhalten wir unweigerlich Rückmeldungen über uns selbst von anderen, und dieses Feedback gestaltet unsere Selbstbilder. Diese bildlichen Vorstellungen sagen: «Das bist du.» Bilder können ohne Worte vermittelt werden, durch Blicke, den Tonfall, oder was andere mit uns tun oder nicht tun (z. B. einen Arbeitskollegen nicht zum Mittagessen einladen). Diese Bilder entstehen auch durch Worte, Feststellungen und kritische Bemerkungen. Wir beziehen uns auf uns selbst auch wie zu einem Objekt und machen uns selbst Bilder davon, wer wir sind. Die Zuschreibung von Bildern ist ein diskreter Prozess, und in vielen Fällen nehmen wir nicht wahr, dass er stattfindet. Ein positives oder negatives Gefühl sagt uns jedoch, dass ein neues Bild von uns empfangen worden ist.

Für gewöhnlich überprüfen die Menschen die Bilder nicht, die sie empfangen, doch Patienten sollten dies regelmäßig tun. Täglich sollten sie eine *Überprüfung des Selbstbildes* vornehmen. Ständig empfangen sie zahlreiche negative Bilder darüber, wer sie sind, und das kann ihre Selbstachtung vermindern und ihre Identität verfälschen.

Durch die Überprüfung des Selbstbildes wird das neue Bild erkannt, und es wird entschieden, ob es in das bisherige Selbstbild integriert werden soll. Die Überprüfung des Selbstbildes hat eine *Pförtner- oder Schrankenwärter-Funktion.* Sie weist das neue Bild vielleicht als falsch zurück oder aber akzeptiert es als richtig.

Um die Fähigkeit körperlich kranker Patienten zur Überprüfung der eingehenden Bilder zu entwickeln, kann man ihnen ein Arbeitsblatt abgeben, das sie bei dieser Aufgabe leitet. Mit Hilfe des **Arbeitsblattes 7-1** können sie überprüfen, ob das Bild, das andere sich von ihnen machen, zutrifft.

Das Arbeitsblatt hat drei Zwecke:

1. das kritische Bewusstsein für die (von andern oder einem selbst) aufgezwungenen Bilder schärfen
2. Daten zu sammeln, um die Gültigkeit eines Bildes einzuschätzen
3. Daten zu sammeln, um die Gedanken zu diesem Bild in Frage zu stellen.

Im Grunde führt die Überprüfung des Selbstbildes zu einer kognitiven Umstrukturierung bei sich selbst.

Arbeitsblatt 7-1: Überprüfung des Bildes, das andere von einem haben

1. Wie fühlte ich mich nach der Interaktion mit ____________________, von –10 bis +10? (+10 = Ich habe mich in Bezug auf mich selbst großartig gefühlt; –10 = Ich habe mich in Bezug auf mich selbst schrecklich gefühlt.)
2. Wie ist __________________ bei meiner Interaktion mit mir umgegangen? Wie hat er/sie mich gesehen oder über mich gedacht?
3. Woran kann ich erkennen, was ____________ Bild von mir war? Worauf stützt sich meine Annahme? Welche Beweise habe ich dafür, dass __________ tatsächlich so über mich denkt?
4. Habe ich mich irgendwie so verhalten, dass _____________ so über mich denkt?
5. Wenn nicht ausreichend Beweise für den Schluss vorliegen, dass ____________ so von mir denkt, sollte ich den Gedanken fallen lassen, dass ____________ das von mir hält? Ja _____ Nein _____
6. Wenn ich glaube, Gründe dafür zu haben, dass ________________ auf bestimmte Weise über mich denkt, denke ich selbst auch so über mich? Stimme ich auch zu, dass ich so bin? Ja _____ Nein _____
7. Finde ich, dass diese Weise, über mich zu denken, zutrifft? Bin ich wirklich so? Ist dies eine gerechtfertigte Sicht von mir?
8. Wenn ich so über mich denke, wie beeinflusst dies meine Sicht auf mich als gut oder schlecht? Ich gebe an, wie gut oder schlecht ich mir vorkomme, von –10 bis +10, wobei –10 am schlechtesten und +10 am besten ist. Wenn meine Antwort auf die Frage 8 zwischen –6 und –10 liegt, sollte ich die folgenden Fragen beantworten: Was macht es schlimm, so zu sein? Ist es wirklich schlimm, oder einfach nur nicht wünschenswert, so zu sein? Welche Vorteile bringt es, so zu sein? Gewinne ich irgendetwas dadurch, dass ich so bin?

Damit die Patienten erkennen, wann sie anfangen sollen, mit dem Arbeitsblatt zu arbeiten, müssen sie zur *Selbstbeobachtung* ihrer Emotionen angeregt werden. Ein negatives oder positives Gefühl zeigt an, dass ein Bild empfangen worden ist und überprüft werden sollte.

Selbstachtung aufbauen

Rollenerfüllung kann die Selbstachtung verstärken oder auch nicht. Das Nicht-Erfüllen einer Rolle wird jedoch die Selbstachtung schwächen, vielleicht nicht sofort, doch mit der Zeit wird die Achtung untergraben, wenn ein Mensch die an ihn gerichteten Erwartungen auf Dauer nicht erfüllen kann. Dies ist für körperlich Kranke ein großes Problem, denn ihre Krankheit behindert sie ständig in ihrer Rollenerfüllung und in der Erfüllung der Aktivitäten des täglichen Lebens. Auch das Gefühl, entstellt zu sein, wird zu einem Verlust der Selbstachtung führen.

Daher besteht eine der wichtigsten Aufgaben der körperlich kranken Menschen darin, ihre beschädigte Selbstachtung wiederherzustellen, aufrechtzuerhalten oder aufzubauen. Um dieses Ziel zu erreichen, kann die Fertigkeit der laufenden Selbstbestätigung entwickelt werden. Drei selbstbestätigende Tätigkeiten werden für diese Patienten unterstrichen (für eine detailliertere Erörterung s. *Leben mit chronischen und unheilbaren Krankheiten*):

1. *Selbstverstärkung:* gewohnheitsmäßig die positiven Eigenschaften und Handlungen betonen, während negative Züge und Misserfolge heruntergespielt werden. Dabei handelt es sich zum Teil um eine Wahrnehmungsfertigkeit, mit der gewisse Leistungsaspekte bemerkt werden, während anderen Seiten des Selbst weniger Aufmerksamkeit geschenkt wird.
2. *Selbstanteilnahme:* Eine nährende, freundliche Weise des Umgangs mit sich selbst. Dazu gehört teilweise auch das Zugeständnis, nicht so handeln zu müssen, wie es von einem erwartet wird, oder eine Entschuldigung dafür, dass ein bestimmter Standard nicht erreicht werden kann. Es bedeutet auch, sich selbst gegenüber Gnade walten zu lassen, wenn die Rollenerfüllung unzulänglich ist.
3. *Anwaltschaft in eigener Sache:* Selbstverteidigung bei Bedarf, wenn die Mitmenschen oder der Betroffene selbst die Leistungen kritisch beurteilen. Sie schließt auch eine Rechtfertigung ein, wenn Leistungen ausbleiben, aber auch die Wahrung der eigenen Interessen und die Information der Umgebung über die Bedürfnisse des Patienten.

Um diese Fertigkeiten zu entwickeln, wird eine Selbstmanagement-Strategie eingesetzt (Rehm und Rokke, 1988; Rokke und Rehm, 2001). Die oben aufgeführten Komponenten der Selbstbestätigung werden zuerst mit dem Patienten besprochen. Er wird zunächst aufgefordert, die tägliche Anwendung dieser Komponenten zu überwachen. Dafür wird eine Liste zum Abhaken (**Arbeitsblatt 7-2**) eingesetzt. Zum Schluss evaluiert der Patient die Wirksamkeit der Selbstbestätigung: Hat sie die Selbstachtung verstärkt?

Arbeitsblatt 7-2: Entwicklung von Selbstbestätigung

Nachfolgend werden drei Tätigkeiten (Selbstverstärkung, Selbstanteilnahme und Anwalt in eigener Sache sein) genannt, die Selbstbestätigung anzeigen. Führen Sie diese Tätigkeiten täglich aus? Kreuzen Sie alle an, die für Sie zutreffen. Um Ihre Selbstbestätigung aufrechtzuerhalten, füllen Sie dieses Formular täglich aus.

Zu einem Selbstverstärker werden:

1. Wann immer ich heute eine Tätigkeit beendet habe, habe ich bemerkt, was ich dabei gut gemacht habe? Habe ich beachtet, worauf ich in Bezug auf diese Tätigkeit stolz war? Ich schreibe drei Dinge auf, die ich heute gut gemacht habe und auf die ich stolz sein kann, und einmal in der Woche lese ich die ganze Liste durch.
   a.
   b.
   c.
2. Habe ich mir Komplimente gemacht und mich gelobt, während ich verschiedene Tätigkeiten ausgeführt habe?
3. Habe ich mir Zeit genommen, um meine Leistung zu genießen und mich gut zu fühlen?
4. Wenn das, was ich gemacht habe, meinen Standards oder den Standards anderer nicht zu genügen vermag, habe ich eine Begründung, um die schlechtere Leistung zu rechtfertigen?
5. Habe ich es vermieden, meine Leistung zu beurteilen und mich zu kritisieren? Wenn ich tatsächlich bei der Ausführung einer Tätigkeit Fehler gemacht habe, habe ich beschreibende Beurteilungen abgegeben statt zu beschreiben, wie ich bei der Aufgabe vorgegangen bin, damit ich lernen könnte, die Leistung in Zukunft zu verbessern?
6. Wenn ich festgestellt habe, dass ich eine Arbeit nicht gut erledigt habe, habe ich dieser Tatsache nur ein Minimum an Aufmerksamkeit geschenkt, nachdem es vorbei war? Habe ich es vermieden, bei der schlechten Leistung fixiert zu bleiben?

Selbstanteilnahme entwickeln:

1. Hatte ich heute Probleme mit der Erfüllung der Erwartungen von:
   a. einem Arbeitgeber _____
   b. meinen Arbeitskollegen _____
   c. meinem Partner/meiner Partnerin oder anderen Angehörigen _____
   d. meinen Freunden _____
   e. meinen Kindern _____?
2. Habe ich mir verziehen, diese Erwartung nicht erfüllt oder den Standard nicht erreicht zu haben, wenn es mir krankheitsbedingt nicht gelingen konnte? Habe ich mir selbst zugestanden, etwas nicht zu tun, wenn ich es nicht konnte?
3. Habe ich für mich selbst die Erwartung modifiziert, indem ich das in Betracht gezogen habe, was ich wegen meiner Krankheit nicht tun kann?
4. Habe ich die Schuld dafür zurückgewiesen, eine Erwartung nicht erfüllt zu haben?
5. Wie sehr habe ich mich heute schuldig gefühlt, weil ich Erwartungen nicht erfüllt habe, von 1 bis 100? _____
6. War ich nachsichtig mit mir, als ich den Erwartungen oder Standards nicht genügen konnte? War ich mir gegenüber verständnisvoll und mitfühlend, als ich nicht so sein konnte, wie ich es gerne wäre?
7. Wie hat sich heute meine Selbstanteilnahme in Taten gezeigt?

Zum Anwalt in eigener Sache werden:

1. Bestand heute die Notwendigkeit, meine Sicht der Dinge oder Gründe darzulegen, weshalb ich krankheitsbedingt etwas nicht tun konnte oder wollte? Habe ich das getan?
2. Habe ich mich verteidigt, als ich oder die anderen mich kritisiert haben, weil mir wegen meiner Krankheit etwas heute nicht geglückt ist?
3. Habe ich den anderen erklärt, warum ich etwas nicht tun kann, oder wie sehr die Krankheit meine Leistungen einschränkt?
4. Habe ich das Verhalten meiner Mitmenschen mir gegenüber in die Schranken gewiesen, wenn sich ihr Handeln bei mir negativ ausgewirkt hat?
5. Habe ich mich deutlich, aber nicht auf aggressive Weise abgegrenzt?
6. Habe ich es als richtig empfunden, meine Meinung zu sagen, oder habe ich mich dabei schuldig gefühlt?
7. Habe ich nur mich dafür verantwortlich gemacht, was ich innerhalb meines eigenen Einflussbereichs ausrichten kann? Habe ich mich nur darum gekümmert, was ich selbst tun kann?
8. Habe ich es vermieden, mich verantwortlich zu fühlen für das, was außerhalb meines Einflussbereichs liegt (was ich selbst nicht ändern kann)?

Einschätzung meiner Selbstachtung __________

Welchen Grad meiner Selbstachtung habe ich heute auf der folgenden Skala erreicht: _____

1 = habe mich heute sehr schlecht empfunden. Selbstachtung sehr niedrig.
2 = habe mich heute als von geringem Wert empfunden.
3 = habe mich heute von mittlerem Wert empfunden.
4 = habe mich heute als sehr wertvoll empfunden.
5 = habe mich heute als äußerst wertvoll empfunden.

Die Behandlung von Schuldgefühlen

Bei den drei letzten Fertigkeiten ist der Blickwinkel darauf gerichtet, wie die Patienten positive Gefühle zu sich aufbauen können. Dieser Abschnitt soll zeigen, wie Selbstbestätigung gewonnen werden kann, indem Schuldgefühle beseitigt werden. Wenn sich die Symptome entwickeln und die Erfüllung der sozialen Pflichten einschränken oder unmöglich machen, zeigen sich bei den Patienten oft Schuldgefühle, weil sie die Mitmenschen enttäuschen und sie ihnen Ungelegenheiten verursachen.

Schuldgefühle zu bewältigen, ist eine der vordringlichsten Herausforderungen in der kritischen und in der postkritischen Phase. Wenn sich diese Gefühle nicht legen, verlängert und verstärkt dies die kritische Phase. Demgegenüber erlaubt die Fähigkeit, Schuldgefühle zu vermeiden oder zu tilgen, den Patienten, in die Phase der Synthese fortzuschreiten.

Die kognitive Umstrukturierung würde sich auf verabsolutierende, unvernünftige Vorstellungen von Pflichterfüllung als Hauptursache für die Schuldgefühle konzentrieren (Ellis und Abrams, 1994). Eine imperative Denkweise würde daran festhalten, dass das Nicht-Erfüllen sozialer Rollen nicht gestattet ist und dass diejenigen, die den Maßstäben dieser Anforderung nicht gerecht werden, furchtbare Menschen sind. Eine logische Analyse hält der imperativen Denkweise entgegen, dass es Situationen gibt, in denen Menschen von der Verantwortung ihrer sozialen Rolle ausgenommen sind. *Relativierendes Denken* als Ersatz für die unvernünftige Denkweise wird betont. Danach müssen Rollenerfüllung und die Rollenverpflichtungen der Situation entsprechend relativiert werden. Nichtimperatives Denken wird gefördert, wie etwa: «Die Erfüllung meiner Rollenverpflichtungen ist zwar vorzuziehen, doch es ist kein Muss.»

Patienten können sich auch schuldig fühlen, weil sie sich selbst streng und extrem beurteilen, wie etwa: «Ich bin furchtbar oder schrecklich, weil ich die anderen so enttäusche oder den Erfordernissen meiner sozialen Rolle nicht nachkomme.» Auch in solchen Fällen wird eine relativierende Denkweise empfohlen mit gleichzeitigem Bestreiten des Schrecklich-Machens: «Wenn ich nicht genug leisten kann, entstehen mir dadurch natürlich Probleme, und es ist schlimm, aber anderes im Leben kann noch viel problematischer sein. Nicht genügend zu leisten, ist nicht furchtbar, sondern nur nicht wünschenswert. Es muss *im Verhältnis* zu anderen Problemen oder Schwierigkeiten gesehen werden.» Eine semantische Technik wird dann eingesetzt, um den Patienten zu zeigen, dass sie, wenn sie moderatere Worte zu ihrer Beurteilung finden, wie etwa «nicht leiden können», ein weniger negatives Gefühl aufkommt («Ich kann es nicht leiden, wenn ich meinen Rollenverpflichtungen nicht nachkomme, doch es ist nicht furchtbar, wenn ich es nicht schaffe.»).

Wenn Patienten rationales Denken ablehnen, würden bei der kognitiven Umstrukturierung weitere Diskussionen folgen. Die Absicht dabei ist, allmählich das hartnäckige Haften an Denkfehlern aufzulösen. Es wird von der Annahme ausgegangen, dass den tief verankerten Gefühlen notwendigerweise immer wieder Gegenbeweise entgegengebracht werden müssen, was mit der Zeit dann zu einem emotionalen Wandel führt.

In der kognitiven Bewältigungstherapie wird eine Methode, ein *Selbstentlastungstraining*, zur Behandlung von Schuldgefühlen eingesetzt, das auf Selbstbefragung beruht. Es geht dabei um eine Form der kognitiven Umstrukturierung mit einer Art von Rechtsprechungsprozess gegen das eigene Selbst in paradoxer Technik.

Weitere Fertigkeiten zur Vermeidung von Schuldgefühlen und Selbstvorwürfen

Eine weitere Ursache für Schuldgefühle und Selbstvorwürfe ist ein übermäßig ausgeprägtes Verantwortungsgefühl. Oft nehmen Menschen an, sie seien dazu verpflichtet, auf eine bestimmte Weise zu sein oder zu handeln, wenn dies gar nicht der Fall ist. Sie brauchen eine Fähigkeit zu erkennen, wo sie Verantwortung haben und wo nicht. Dies ist die Fertigkeit des *Denkens in abgegrenzten Bereichen.*

Juliane beispielsweise hat Myasthenia gravis (ein Muskelleiden). Sie ist beunruhigt über das Aussehen ihres Körpers und hat Schuldgefühle, weil sie nicht alle ihre Verpflichtungen, die sie aus der früheren Zeit eingegangen war, erfüllen kann. Indem sie in abgegrenzten Bereichen denkt, ist sie in der Lage, die negative Sicht, die sie von sich selbst hat, zu korrigieren. Sie möchte besser aussehen. Zuerst nimmt sie sich Aufgaben vor, die sie angemessen ausführen und auch zu Ende bringen kann. Sie pflegt sich selbst die Haare und schminkt sich am Morgen, um so gut wie möglich auszusehen. Dann entscheidet sie, was außerhalb ihres eigenen Einflussbereichs liegt und was sie nicht erreichen kann. Beispielsweise kann sie nicht ändern, dass sie ausdruckslos wirkt mit hängenden Augenlidern und offenem Mund; dies liegt außerhalb ihres Einflussbereichs. Es sind Symptome ihrer Krankheit, die sie nicht ändern kann. Das Denken in abgegrenzten Bereichen bestimmt, wofür sie bezüglich ihrer Rollenverpflichtungen verantwortlich ist. Am Tagesanfang, wenn sie die Möglichkeit gehabt hat, die Muskeln auszuruhen, kann sie manches leisten. Das Denken in abgegrenzten Bereichen bestimmt auch, wann sie nicht verantwortlich ist – am Ende des Tages, wenn ihre Muskeln geschwächt sind. Mit dieser Denkweise nehmen ihre Selbstvorwürfe und Schuldgefühle ab.

Eine weitere Fertigkeit zur Vermeidung von Schuldgefühlen ist das *Anspruchsdenken*. Viele Patienten glauben, sie haben keinen Anspruch darauf, bestimmte Dinge zu tun, und wenn sie so denken, fühlen sie sich schuldig. Sie sollten sich selbst versichern, was ihnen als körperlich kranken Menschen zusteht (z. B. von einer Pflicht, die sie nicht erfüllen können, befreit zu werden). Anspruchsdenken erleichtert auch die positive Selbsteinschätzung, die zur Selbstverstärkung nötig ist.

Zusammenfassung

Identitätsverfälschung, Identitätsverfremdung und Identitätsverlust sind wichtige Behandlungsthemen, und sie alle können die Selbstachtung beeinflussen. Identität tritt in den Identitätskennzeichen zutage, die eigentlich das abbilden, was das Selbst ausmacht. An diesen Merkmalen kann in der Therapie zur Wahrung des Selbstkonzepts gearbeitet werden. Die Menschen in der Umgebung und der Patient selbst geben Rückmeldungen, und dieses Feedback sollte täglich überprüft werden. Identitätsverschmelzung ist der Versuch, die alte Identität zu erhalten, soweit sie positiv war, und sie in die neue Vorstellung des Selbst zu integrieren. Fertigkeiten zur Selbstbestätigung umfassen die Selbstverstärkung (mit dem Hauptaugenmerk auf allem, was gut war, während alles, was nicht gut gelungen ist, nach Möglichkeit ignoriert wird), Selbstanteilnahme (gewährend, nachsichtig und warmherzig sich selbst gegenüber), und die Anwaltschaft in eigener Sache (Unterrichtung anderer, Verteidigung gegenüber den Vorwürfen anderer und bei Bedarf Rechtfertigung des eigenen Verhaltens den Mitmenschen gegenüber). Um Schuldgefühle zu behandeln, kann kognitive Umstrukturierung oder Selbstentlastungstraining eingesetzt werden.

Kapitel 8
Die Fertigkeiten zur Toleranz

Es ist verständlich, dass körperlich kranke Menschen ihre Krankheit nur widerwillig akzeptieren. Ihr Körper weicht von der Norm ab, der Körper zu entsprechen haben. Dennoch muss die Situation hingenommen werden. Viele Krankheiten zeichnen die Patienten, so dass sie sich von anderen unterscheiden, unter Umständen fühlen sie sich sogar entstellt. Auch das muss ertragen werden. Aus Krankheitsgründen können die Patienten nicht mehr ihren eigenen Standards oder jenen ihrer Mitmenschen entsprechen, aber auch das muss hingenommen werden. In einer gewissen Weise macht eine Krankheit mit den Menschen, was sie will; sie übernimmt die Kontrolle und bestimmt den Tagesablauf. Die Kranken jedoch müssen eine Fähigkeit erlernen und Übung darin bekommen, all das zuzulassen und das Wesen ihrer Erkrankung immer mit zu berücksichtigen. Kurz gesagt, Patienten mit chronischen und tödlich ausgehenden Krankheiten sind gezwungen, vielen unwillkommenen Umständen standzuhalten, wenn sie ein für sie befriedigendes Leben führen wollen.

Damit ihnen das gelingt, sollten sie über eine Reihe von Fertigkeiten verfügen, die ihre Fähigkeit stärken, Probleme wie Unbehagen, Frustration, Angst, Ablehnung, Deprivation und Einschränkungen zu ertragen. Im Mittelpunkt dieses Kapitels stehen die Komponenten der toleranzgestützten Fertigkeiten. Eine toleranzgestützte Fertigkeit ist zum Teil eine Frage der inneren Lebenseinstellung und zum Teil eine Technik.

Toleranz als Lebenseinstellung

Patienten können geistige Vorbehalte gegenüber der Krankheit haben, doch wenn sie tolerant sind, dann werden sie deren Existenz *widerwillig akzeptieren.* Akzeptanz bedeutet, sich mit der Tatsache abzufinden, dass die Situation unausweichlich ist. Vor diesem gedanklichen Hintergrund wird die Situation in das eigene Leben integriert als ein Teil des Üblichen und Gewohnten. Diese Akzeptanz muss auf intellektueller Ebene vor sich gehen, auf der die Patienten zugeben, was die Wirklichkeit ist, und auf einer emotionalen Ebene, wo sie *weitermachen durch ihre Angst hindurch.* Negative Gefühle werden trotz aller Not gedämpft, wenn ein Mensch in Geduld leidet. Dafür muss die Bereitschaft bestehen, mit einem unerwünschten Lebensaspekt zu koexistieren. Diese Bereitschaft geht so weit, dass sich eine Beziehung zu der Krankheit entwickelt, in der der Patient sich der Krankheit gegenüber höflich und zuvorkommend verhält. Aus naheliegenden Gründen wollen die Menschen zwar nicht krank sein, aber sie sehen resigniert ein, dass sich die Krankheit nicht vermeiden lässt; diese Resignation macht es ihnen leichter, Geduld für ihre Krankheitssymptome aufzubringen.

Dazu muss unbewusst oder bewusst ein Entschluss gefasst werden, durchzustehen und auszuhalten. Weil es der emotionalen Vorliebe entspricht, die Krankheit zu verwünschen, zu hassen und zu bedauern, dass es sie gibt, muss dieser Neigung bewusst die Entschlossenheit entgegengestellt werden, die Mechanismen der Toleranz (im nächsten Abschnitt behandelt) einzusetzen.

Die Patienten haben vielleicht gar nicht den Wunsch, diese Lebenseinstellung zu übernehmen, doch wenn sie es nicht tun, werden sie für ihren Widerstand teuer bezahlen müssen, und die Therapeuten müssen die Patienten darüber informieren, wie hoch der Preis dafür ist. Sie werden zum Schluss gegen ihre Krankheit, ihre Behinderung und ihren Körper Krieg führen. Sie werden nicht ihren Seelenfrieden finden, noch sich mit dem abfinden, was aus ihnen wird. Ohne Toleranz wird das Gespenst der Verbitterung weiter über ihnen schweben. Daher ist Toleranz für die Krankheit aus rein praktischen Erwägungen notwendig. Die Therapeuten müssen mit den Patienten die Nützlichkeit der Toleranz besprechen und welche Vorteile sie ihnen bringt. Sprechen Sie mit ihnen über den Hass als eine Möglichkeit, aber auch darüber, was verlorengeht, wenn sie diesen Weg einschlagen. Sprechen Sie über die Vorzüge der Toleranz von einem rein selbstsüchtigen Standpunkt aus: was der Patient gewinnen kann, wenn er sich die Sichtweise der Toleranz zu eigen macht.

Bevor wir die spezifischen Fertigkeiten behandeln, die Toleranz erleichtern können, müssen Informationen gesammelt werden über die Gefühle, die für den Patienten am schwierigsten zu ertragen sind, die ihn früher am meisten beunruhigt haben, und darüber, mit welchen Strategien er versucht hat, sie zu bewältigen.

Die Techniken der Toleranz

Im Folgenden wird das «Wie mach ich's» der Toleranz dargelegt. Indem die körperlich kranken Patienten die beschriebenen Fertigkeiten üben, werden sie eine Fähigkeit und Vorgehensweise entwickeln, um unangenehme und unglückliche Situationen und Gefühle zu ertragen und ihnen standzuhalten.

Selbstüberwachung

Jeder Mensch sollte erkennen können, wie sehr ein bestimmter Auslöser auf ihn einwirkt. Eine besondere Fertigkeit der Bewusstmachung ist dabei nötig, die *Selbstüberwachung*, die erkennen lässt, dass etwas vor sich geht und in welchem Ausmaß. Eine qualitative Messung ist zu ungenau. Die Selbstüberwachung ist ein Teil der Selbstmanagement-Therapie (Kanfer, 1970; Rehm und Rokke, 1988; Rokke und Rehm, 2001).

Die Selbstüberwachung sollte fortlaufend erfolgen, wobei die Patienten mehrmals während des ganzen Tages und in der Nacht ihr aktuelles Maß an emotionaler Beteiligung feststellen und evaluieren. Auch die Korrelation zwischen Emotion und körperlicher Befindlichkeit (z. B. Schmerzen, Erschöpfung) kann verfolgt werden. Beispielsweise kann das Verhältnis 4/5 ein hohes Maß an Ärger (4) in einem Zeitabschnitt und körperliche Schmerzen (5) in derselben Zeit angeben.

Gleichzeitig erfordert die Selbstüberwachung die Entwicklung einer *Fertigkeit des Perspektivenwechsels*, bei dem sich die Patienten abwechselnd hin- und herbewegen zwischen dem Auslöser und der darauffolgenden Reaktion. Dabei handelt es sich um eine Fähigkeit der Bewusstmachung, mit der der Patient die Aufmerksamkeit auf das bestehende Problem richtet, ohne darin zu versinken, während er sich gleichzeitig zurückversetzt, um die innere Reaktion auf das Problem zu beobachten.

Entspannung

Sobald der Grad der negativen Gefühle bekannt ist, besteht der nächste Schritt darin, die von diesem Gefühl hervorgerufene Verzweiflung zu mildern und die daraus resultierende Anspannung zu lockern. Dazu bedarf es der Fertigkeit des *Erregungsmanagements*. Erregung begleitet Gefühle wie Angst, Ärger oder Frustration. Sie gehört zu Situationen, in denen Ablehnung und Kritik vorhanden sind. Wird das Erregungsniveau gesenkt, fällt es leichter, diese negativen Gefühle zu ertragen. Um das zu erreichen, werden die Therapeuten die Patienten darin unterweisen, wie sie ihre Atemfrequenz, den Blutdruck, den Puls und den Adrenalinausstoß senken können. Es geht darum, die Sympathikusfunktionen abzusenken und die parasympathischen Funktionen zu stärken.

Entspannung erleichtert diese Aufgabe (Pelletier, 1977; Poppen, 1988). Es gibt viele Techniken, die zur Entspannung führen: Tiefatmung, Progressive Muskelentspannung (Jakobson, 1938, 1972), autogenes Training (Schultz und Luthe, 1969), geleitetes Bilderleben (Sheikh, 1983), bei dem Teile einer Situation gesehen, gehört und gefühlt werden (Lang, 1977) und Meditation (Benson, 1975; Benson et al., 1974). Während letztere ein erfundenes Mantra benützt, kann ein ruhiges Ausruhen möglicherweise ähnliche Ergebnisse erzielen (Holmes, 1984). Bei jeder Übung werden durch Selbstinstruktion die motorische und die viszerale Aktivität über einen längeren Zeitraum verändert.

Entwerfen Sie ein Formblatt zur Eigenkontrolle, damit die Entspannung auch durchgeführt wird.

Es ergeben sich jedoch auch viele Situationen, in denen körperlich kranke Menschen nicht die Zeit haben, sich aus ihrer beschwerlichen Situation zu lösen und wegzugehen, um sich für eine längere Zeit zu entspannen. Es bleiben ihnen nur Sekunden, um die Erregung zu dämpfen, während sie gleichzeitig immer noch in der Situation stecken. Für solche Fälle sind Techniken zur Kurzzeitentspannung nötig. Diese Techniken kombinieren Elemente der traditionellen Entspannungstechniken. Die Therapeuten werden mit den Patienten daran arbeiten müssen, die Aufmerksamkeit von der belastenden Gestalt im Vordergrund abzulenken und sie durch eine neutrale oder positive Vordergrundsgestalt zu ersetzen. Dies ist ein Teil der weiter unten besprochenen Technik des Gestalt-Managements (s. S. 73).

Nachdem die Patienten Zeit gehabt haben, die Fertigkeit der Selbstüberwachung zu erwerben und einfache Entspannungsübungen zu lernen, sollte ein Training zum kognitiven Einüben eingesetzt werden, um diese Fertigkeiten weiterzuentwickeln. Die Patienten stellen sich dabei eine schwierige Situation vor, überwachen die aus dieser Fantasie entstehende Beunruhigung und setzen die Entspannungstechniken ein, um zur Ruhe zu kommen, wie es Wolpe (1958) empfiehlt. Nach Beendigung jeder Entspannungsübung sollte das Ausmaß der Erregung evaluiert werden. Dies sollte mehrmals täglich geübt werden.

Um die Fähigkeit zu stärken, sich in schwierigen, körperlich aufregenden Situationen entspannen zu können, lässt sich die *systematische Desensibilisierung* anwenden (Wolpe, 1973). Dies ist ein verdeckter Vorgang des Konditionierens, bei dem die Patienten Ereignisse und Handlungen, die zu autonomer Erregung führen, in aufsteigender Wichtigkeit kategorisieren. Jede davon wird imaginiert und eine Entspannungstechnik eingesetzt, sobald die Erregung einsetzt.

Technik des Gestalt-Managements

In der Gestalttherapie wird betont, dass der Mittelpunkt der Aufmerksamkeit die Gefühle stark beeinflusst. Sobald etwas in den Vordergrund tritt, wird dies natürlich die Antriebskraft und die Motivation zur Veränderung der Situation verstärken (Perls et al., 1951; Polster und Polster, 1973). Wenn negative Dinge im Mittelpunkt der Aufmerksamkeit stehen, wird weniger Hoffnung und mehr Pessimismus im Hinblick auf eine Veränderung der Situation bestehen (Snyder et al., 1999). Eine Möglichkeit zur Bewältigung einer schwierigen Situation besteht daher darin, den Vordergrund und die Zusammensetzung des Hintergrunds festzulegen.

Dies wird als *Gestalt-Management* bezeichnet, ein Prozess der bewussten Auswahl von Bildern für den Vordergrund vor einem Hintergrund; zusammen bilden sie eine *Gestalt*. Es gibt verschiedene Techniken, um ein wünschenswertes Vordergrund-Bild zu platzieren. Das Buch *Leben mit chronischen und unheilbaren Krankheiten* führt drei weitere Techniken aus: kein-Gedanke – kein-Ding, proximales Denken und Gedanken-Stopp.

Toleranzbereite Denkart

Die oben erwähnten Techniken werden zwar helfen, doch sie werden nicht annähernd so gut wirken, wenn sich nicht gleichzeitig die Einstellung zur Krankheit und zu ihrer Behandlung wandelt. Drei Denkweisen werden sich entscheidend auswirken:

1. die Überzeugung, dass Toleranz möglich ist
2. die Bereitschaft für die Herausforderung, die Situation zu ertragen
3. Akzeptanz für das Problem.

Alle drei spielen eine Rolle in den Selbstgesprächen des Betroffenen. Alle drei müssen eine Rolle in den Exekutivüberzeugungen spielen, welche die Fertigkeit zur Toleranz entwickeln.

Stärkung der Selbstsicherheit

Wenn Patienten ihre Krankheit für unerträglich halten, dann glauben sie, es gäbe keine Möglichkeit, mit ihrem Zustand weiterzuleben. Wenn sie davon überzeugt sind, dass ihnen die innere Stärke fehlt – die Fähigkeit zur Bewältigung –, die Situation zu ertragen, dann nehmen sie auch an, dass ihre Krankheit jedes vernünftige Maß des Erträglichen übersteigt. Dann werden sie beteuern, dass sie mit ihrem körperlichen Zustand nicht leben können. Der einzige Ausweg besteht darin zu entfernen, was nicht entfernt werden kann. Dies bringt die Patienten in eine unhaltbare Situation.

Doch bei der Toleranz hat so viel damit zu tun, wie jemand sich selbst sieht. Die Menschen können eine äußerst schwierige Situation ertragen, wenn sie glauben, dass sie dazu fähig sind. Dies ist eine Vorbedingung dafür, bereit zu sein für die Herausforderung, etwas zu ertragen. Die Menschen werden sich auf die Bewältigung eines Problems einstellen, wenn sie glauben, es zu können. Dies ist eine Frage der Selbstsicherheit: zu wissen, dass man hat, was für den Erfolg nötig ist.

Wie kann ein Therapeut einen Patienten davon überzeugen? Zum Teil lässt sich dies durch einen lösungsorientierten Ansatz (de Shazer, 1985, 1988, 1991; O'Hanlon und Weiner-Davis, 1989) erreichen. Zu bestimmten Zeiten ertragen Menschen schwierige Situationen tatsächlich besser als zu anderen. Sie sind vielleicht der Auffassung, dass ein Ertragen unmöglich ist, dass ihre körperliche Situation oder die Probleme, die sie verursacht, (z. B. übermäßige Frustration) einfach «zu viel» sind. Doch in den meisten Fällen ist das Unvermögen nicht gleichbleibend. Es gibt Zeiten, die davon ausgenommen sind; es besteht nicht immer derselbe Grad an Misserfolg. Wenn die Toleranz größer ist, schafft das einen «Ausnahmemoment». Er widerlegt die unrealistische Hypothese des Patienten, dass ein Ertragen unmöglich sei. Therapeuten können deshalb:

1. die Patienten dazu bringen, dass sie ihr Augenmerk auf die Ausnahmemomente richten, und was sie tatsächlich zu einem positiven Ergebnis beigetragen haben. Das ist wichtig, wenn sich Ausnahmemomente ereignen, den Patienten jedoch nicht klar ist, wie sie zustande gekommen sind. Fragen Sie dann: «Wie ist es Ihnen gelungen, diesen wichtigen Schritt, ____________ zu tun?» oder: «Was sagten Sie sich, als sie sich darauf vorbereiteten, um ____________ zu bewältigen?» Das verhilft den Patienten zu der Erkenntnis, dass sie unbewusst darauf hinarbeiteten, die Probleme zu ertragen. Es bekräftigt, dass ein Mensch fähig ist, Schwierigkeiten zu ertragen (White und Epston, 1988). Wenn

ein Patient vermutet, dass er mit etwas nicht fertig wird, fragen Sie ihn, weshalb die Lage nicht schlimmer ist: «Was tun Sie, um zu verhindern, dass Sie sich noch mehr durch ____________ (z. B. all Ihre Zukunftsängste) überwältigt fühlen?» Dies überzeugt die Patienten davon, dass sie wirklich Bewältigungsfähigkeiten haben, ohne sich ihrer Existenz bewusst zu sein (Berg und Gallagher, 1991).
2. Stellen Sie eine Prozentsatz-Frage (de Shazer, 1985, 1991; Selekman, 1999): «Zu wie viel Prozent der Zeit gelingt es Ihnen besser, mit ______________ (z. B. Ihren täglichen Entbehrungen) zurechtzukommen?» Dies macht die Ausnahmemomente deutlicher bewusst.
3. Nachdem Sie herausgefunden haben, über welch lange Zeiträume die schwierigen Situationen nicht ausreichend toleriert werden können, fragen Sie danach, was der Patient tun müsste, um diese Toleranz um 10 % zu steigern, dann um 20 % u. s. w. Dies wird als Skalierungsfrage bezeichnet (de Shazer, 1985, 1991). Sie lässt die Vorstellung von einer Veränderung in kleinen Schritten entstehen.
4. Lassen Sie den Patienten vorhersagen – bevor er seinen Tag beginnt –, ob dieser Tag ein Tag sein wird, an dem er zurechtkommt oder an dem er nicht zurechtkommt, und dann beobachten Sie, ob die Vorhersage sich als wahr erweist (Berg und Miller, 1992; Miller und Berg, 1995).
5. Lassen Sie den Patienten eine Münze werfen, ob der nächste Tag ein Wundertag sein wird, an dem die schwierige Situation (z. B. die Unsicherheit) kein Problem für ihn ist. Dann lassen Sie den Patienten den von der Münze vorhergesagten Verlauf verfolgen (Miller und Berg, 1995).

Von sich selbst zu glauben, man sei zur Toleranz unfähig, ist keine zweckdienliche Denkweise; in dieser Erkenntnis besteht ein weiterer Behandlungsansatz. Zu glauben, dem Selbst mangle es an der Fähigkeit, etwas zu ertragen, schwächt die Motivation, Fertigkeiten der Toleranz zu üben. Ohne Übung fehlt es jedoch an Beweisen, dass das Selbst fähig ist, negative Gefühle zu ertragen. Dies führt zu einem Mangel an Selbstsicherheit, der wiederum die Angst vor dem gesundheitlichen Problem steigert. Die Annahme, dass etwas nicht ertragen werden kann, führt daher zu einer größeren Belastung. Setzen Sie die kognitive Umstrukturierung ein, um diese Vorstellung zu hinterfragen.

Die Patienten müssen verstehen, dass es bei der Frage der Toleranz nicht um alles oder nichts geht. Manche Patienten denken in Dichotomien: «Entweder ich besitze diese Fähigkeit oder ich besitze sie nicht.» Versichern Sie dem Patienten vielmehr, dass Toleranz schrittweise erworben wird. Lassen Sie den Patienten tagtäglich schätzen, *wie weit* er seine Toleranzgrenzen höchstens ausdehnen könnte, von 0 bis 100, wobei 100 einen vollständigen Erfolg im Umgang mit einem unerwünschten Zustand bedeutet (z. B. Kritik und Ablehnung durch andere Menschen). Dann, am folgenden Tag, steigert er die Toleranz noch ein wenig, und so fort.

Die Herausforderung des Ertragens annehmen

Häufig verwechseln die Menschen die Herausforderung des Ertragens mit der Fähigkeit des Ertragens. Letztere betrifft tatsächlich die Identität – wenn jemand überzeugt ist, ertragen zu können oder nicht ertragen zu können. Die Herausforderung des Ertragens betrifft das Handeln, wenn nämlich Fertigkeiten für eine positive Bewältigung von Problemen aktiviert werden. Es bezeichnet auch den Grad der Schwierigkeit beim Bemühen um das Ertragen. Bei größerer Herausforderung werden sich unterschiedliche Stufen des Erfolgs bei der Fähigkeit, etwas zu ertragen, ergeben; das ist jedoch etwas anderes, als diese Fähigkeit überhaupt nicht zu besitzen.

Die Behandlungsaufgabe besteht darin, die Patienten dazu zu bringen, die Herausforderung des Ertragens anzunehmen, und die Zuversicht und den Glauben daran zu entwickeln, dass dieses Ziel zu erreichen ist. Es muss – in Selbstgesprächen – eine Haltung entwickelt werden, mit der die Patienten dazu motiviert werden, an dem Wettkampf teilzunehmen, die Fähigkeit des Ertragens bis zu einem gewissen Grad zu erwerben.

Selbstinstruktionstraining kann diese Fähigkeit entwickeln. **Arbeitsblatt 8-1** gibt ein Standard-Selbstgespräch wieder, das eingesetzt werden kann, um die Bereitschaft zu vergrößern, sich der Herausforderung des Ertragens zu stellen. Ersetzen Sie einfach den Buchstaben X durch die Situation, mit der sich der Patient auseinandersetzen muss (z. B. Ablehnung, andauernde Einschränkungen, häufige Enttäuschungen).

Arbeitsblatt 8-1: Selbstgespräch zur Entwicklung der Fähigkeit, eine unerträgliche Situation zu ertragen

Vorbereitung auf eine Herausforderung:
Ich muss mich jetzt mit X auseinandersetzen; das wird meine Bewältigungsfähigkeit auf die Probe stellen.

Es ist eine Herausforderung, doch ich habe diese Herausforderung schon früher erlebt und es ist mir gelungen.

Ich lasse mich von der Herausforderung, diese Situation zu ertragen, nicht einschüchtern.

Ich muss nicht zu 100 % Erfolg haben. Ich muss nur die Situation etwas erträglicher gestalten.

Ich kann X ertragen, wenn ich wirklich will. Ich glaube an mich.

Ich fühle mich im Augenblick durch X überwältigt. Ich glaube nicht, dass ich es in diesem Moment ertragen kann.

Ich reduziere X in diesem Moment um 20 %. Ich setze mir ein realistisches Ziel für das, was ich ertragen kann.

Ich werde kein Schwarz-Weiß-Denker sein. Ich will nicht in den Extremen völligen Ertragens beziehungsweise völliger Unfähigkeit zu ertragen denken.

Ich nehme die Herausforderung des Zurechtkommens an. Ich kneife nicht. Ich kann erreichen, was sinnvoll ist.

Ich arbeite an der Bewältigung. Ich entwickle eine Form der Anpassung. Es wird nicht sofort glücken. Ich muss kleine Schritte machen.

Ich setze mir nicht das Ziel der völligen Ausrottung von X. Das wird nicht geschehen. Ich will mich nicht dadurch enttäuschen, dass ich unrealistisch denke.

Ich mache eine Entspannungsübung. Ich lenke meine Aufmerksamkeit weg von dem, was mich belastet.

Akzeptanz für ein Problem

Einer der Hauptgründe, weshalb Patienten ein Problem hassen, mit dem sie sich konfrontiert sehen, ist das verabsolutierende Denken, wie etwa: «In meinem Leben sollte es X (z.B. unvorhergesehene und unsichere Situationen) nicht geben oder nicht so viel Y (z.B. Schmerzen, Hilflosigkeit) vorkommen.» Verabsolutierendes Denken deutet auf eine mangelnde Bereitschaft hin, die problematische Situation zu akzeptieren. Stattdessen sollte das Denken umformuliert werden, um *die Problemsituation einzukalkulieren und zu akzeptieren*, weil sie unvermeidbar ist. Zu diesem Zweck ist ein Selbstinstruktionstraining eine Hilfe. Das Selbstgespräch instruiert die Patienten, wie sie reagieren können, um Akzeptanz zu gewinnen (s. **Arbeitsblatt 8-2**).

Arbeitsblatt 8-2: Selbstgespräch für Problemsituationen

Ich kann diese Situation nicht steuern.

Es ist unangenehm X zu haben, doch ich kann es ertragen, wenn ich bis zu einem bestimmten Grad daran arbeite.

Ich nehme die Tatsache hin, dass mein Leben X enthalten wird.

Ich hasse diese Tatsache nicht.

Ich weiß nicht, wann X nicht mehr Teil meines Lebens sein wird. Ich würde es zwar gern wissen, aber ich brauche es nicht zu wissen, um zufrieden zu sein.

Bis dahin muss ich daran arbeiten, X zu ertragen, solange es Bestandteil meines Lebens ist.

Es wäre gut, wenn ich wüsste, wie mein Leben in Zukunft verlaufen wird, aber ich habe diese Informationen nicht. Ich akzeptiere das.

Ich kann jedoch trotzdem die Kontrolle behalten, indem ich Fertigkeiten des Ertragens einübe. Ich steuere, was ich steuern kann, insbesondere meine Reaktionen auf X.

Ich kann alternative Pläne machen und glücklich sein, wenn ich diese unangenehme Situation zu ertragen weiß. Die Fähigkeit zu ertragen gibt mir Freiheit.

Ich bleibe im Hier und Jetzt, setze mich mit dem aktuellen Problem auseinander und lerne, wie ich es ertragen kann. Das kann ich steuern.

Ich würde gerne ohne X leben, aber ich kann mich bemühen, es mit meinem Verhalten zu überwinden.

In der Zwischenzeit kümmere ich mich um das, womit ich gerade zu tun habe. Ich muss seine Gegenwart ertragen. Es wäre zwar schön, wenn ich X nicht hätte, aber es ist eben nicht so.

Ein Leben mit X ist nicht wünschenswert, aber es ist auch nicht furchtbar. Ich mache die Dinge furchtbar, indem ich es hasse, X zu haben.

Das Selbstgespräch hat mehrere Aufgaben:

1. Das aktuelle Problem aushalten zu können; das ist eine innere Angelegenheit.
2. Gleichzeitig macht das Selbstgespräch die Patienten dafür frei, durch ihr Verhalten die Situation zu verändern.
3. Unsicherheit darüber aushalten, wie lange dieses Problem ein Faktor im Leben der Patienten sein wird; eine angemessene Einstellung zur Unsicherheit zu gewinnen, dass sie nämlich nicht das Schlimmste ist, was einem Menschen begegnen kann.
4. Die Fähigkeit des Ertragens aufzubauen, damit es leichter möglich ist, Leiden zu ertragen. Sobald dies erreicht ist, wird der Patient nicht mehr durch das Problem bestimmt. Die Fähigkeit, zu ertragen, befreit den Patienten von dem Problem. Es besteht möglicherweise weiter, aber seine Auswirkungen sind abgeschwächt. Dies verändert automatisch die Bewertung des Problems, so dass es nicht länger als furchtbar aufgefasst wird.

Darstellung des Rollenmodells

Eine weitere Möglichkeit, die Fähigkeit des Ertragens zu verstärken, ist zu einer anderen Person zu werden, die fähig ist zu ertragen. Dies bezeichnen wir als *Darstellung des Rollenmodells* (Sharoff, 2004/2007). Erkundigen Sie sich beim Patienten, ob er jemanden kennt, der dieses Problem, das auch der Patient hat (z. B. extreme Unsicherheit in seinem Leben), bewältigen kann. Dieser Mensch kann dann in dieser einen Beziehung zum Rollenmodell des Patienten werden. Nachdem ein Rollenmodell gefunden worden ist, erkundigen Sie sich, wie es dieser Person gelingt, ihr Problem zu bewältigen. Die Absicht dahinter ist, die Neugierde des Patienten dafür zu wecken, wie das Rollenmodell vorgeht, und dann dieses Vorgehen nachzuahmen.

Eine andere Idee wäre, eine Gruppe von Menschen als Rollenvorbild zu nehmen. Fragen Sie nach Personengruppen, die regelmäßig mit einem Problem konfrontiert werden. Das Problem kann in ihren Lebensumständen liegen oder auf einer historischen Gegebenheit beruhen. Wenn beispielsweise das Problem in einer zunehmenden Unsicherheit besteht, gab es Zeiten, in denen Menschen aufgrund ökonomischer Schwierigkeiten, etwa während der Weltwirtschaftskrise oder in internationalen Auseinandersetzungen, mit Unsicherheit konfrontiert waren. In jedem dieser Fälle mussten diese Menschen Techniken erlernen, um mit der Unberechenbarkeit zu leben. Die Aufmerksamkeit verlagert sich auf die Frage, wie diese Menschen unter solchen Umständen psychisch überleben konnten. Wenn das Problem in der Ablehnung durch andere besteht, erkundigen Sie sich, wie Bevölkerungsgruppen, die ausgegrenzt wurden (z. B. Juden, Afroamerikaner) dieses Problem bewältigt haben.

Neufassen (Reframing)

Eine weitere Möglichkeit zur Behandlung eines bestehenden Problems besteht darin, den Blickwinkel zu verändern. Statt es als völlig schlecht anzusehen, kann es neugefasst werden als in gewisser Weise auch positiv. Ein solcher Perspektivenwechsel erleichtert es, jedes Problem zu ertragen. Dies wird durch die Technik des *Neufassens* erleichtert. Bei dieser Technik werden die Patienten ersucht, die Vor- und Nachteile, die Probleme und die nützlichen Aspekte dieses beschwerlichen Ereignisses oder Gefühls in ihrem Leben aufzulisten. Wenn sich beispielsweise Menschen aufgrund ihrer Krankheit wiederholt mit Deprivation auseinandersetzen müssen, kann sich dies zu einem gewissen Zeitpunkt in ihrem Leben als Vorteil erweisen, etwa dann wenn sie in den Ruhestand gehen und mit weniger Geld als während ihres Arbeitslebens auskommen müssen.

Zusammenfassung

Toleranz ist die Fähigkeit, eine negative Situation oder negative Gefühle zu ertragen. Eine bestimmte Lebenseinstellung ist zum Teil dafür nötig, um Toleranz als eine Strategie anzunehmen. Diese Lebenseinstellung vertritt die Theorie, dass ein unangenehmer Reiz akzeptiert werden kann, wenn er nicht auszurotten ist, und dass eine Bereitschaft bestehen muss, mit ihm zu leben. Was unangenehm ist, wird das Individuum belasten; also muss es sich bewusst machen, wie stark die aktuelle Belastung ist. Dies macht die Fähigkeit zur Selbstüberwachung erforderlich. Als Nächstes ruft der negative Reiz einen Erregungszustand hervor; damit ist Entspannung nötig, um die Erregung zu dämpfen. Es muss versucht werden, die Aufmerksamkeit auf andere Dinge zu lenken, um die Wirkung des negativen Reizes abzuschwächen. Eine bestimmte Denkart ist für die Toleranz äußerst wichtig. Dazu gehört die Überzeugung, dass der negative Stimulus ertragen werden kann, sowie die Annahme der Herausforderung des Ertragens. Selbstinstruktion wird bei der Entwicklung der Toleranz eine zentrale Rolle spielen. Andere Methoden, um die Fähigkeit des Ertragens aufzubauen, sind die Darstellung eines Rollenmodells oder eines erwünschten Ergebnisses sowie das Neufassen (Reframing).

Kapitel 9
Fertigkeiten der Anpassung

Im letzten Kapitel wurde besprochen, wie sich Patienten in einer ungünstigen Situation behaupten können. Dieses Kapitel beschreibt, wie *wiederkehrende negative Situationen*, wie etwa häufige Enttäuschungen, unvermeidbare Deprivation und Frustration, anhaltende Angst oder wiederholte Ablehnung auszuhalten sind. Wenn ein negatives Gefühl aufsteigt, findet häufig eine Gegenreaktion statt. Es entsteht Frustration darüber, dass man zu oft frustriert ist, Ablehnung wiederkehrender Missbilligungen, Angst vor dem nächsten Angstanfall oder Enttäuschung über eine weitere Folge von Enttäuschungen. Unter diesen Umständen schwindet die Begeisterung dafür, Schwierigkeiten auszuhalten; die Beendigung dieser Situation wird gefordert. Wenn aber diese Forderung nicht erfüllt werden kann, trägt dies nur zu dem Gefühl von Ohnmacht bei. Als Folge davon beginnt der Patient zu grübeln und in Gedanken jene Mächte zu geißeln, die diese Situation aufrechtzuerhalten scheinen – die Krankheit selbst, Gott, das Leben oder das medizinische Personal.

Das Problem wiederkehrender negativer Ereignisse ist ein grundlegendes und häufiges Dilemma körperlich kranker Menschen. Sie müssen sich entscheiden, wie sie darauf reagieren. Eine Möglichkeit ist, in verabsolutierendes Denken zu versinken und dem Leben zu diktieren, es solle anders verlaufen. Das bedeutet, dass der Patient sich im Kriegszustand mit seinem gesundheitlichen Problem befindet oder mit denjenigen, die seine negativen Gefühle aufrechterhalten. Doch diese Schlacht wird sich als vergeblich erweisen und auf lange Sicht zu noch mehr Schwierigkeiten führen, weil das Grundproblem bestehen bleibt. Der Patient kämpft gegen etwas an, was nicht zu besiegen ist – seine Krankheit und ihre Folgen. Die andere Option ist die *Anpassung an den unerwünschten Zustand*. Diese Reaktion wird zahlreiche Vorteile mit sich bringen wie z. B. Seelenfrieden und eine bessere Einstellung zu Krankheit und Behandlung. Dieses Kapitel richtet die Aufmerksamkeit auf die Reaktion der Anpassung und darauf, wie diese bei körperlich kranken Patienten entwickelt werden kann.

Die Reaktion der Anpassung

In der kognitiven Bewältigungstherapie wird Anpassung als innerer Vorgang aufgefasst und nicht als eine Verhaltensweise. Es ist etwas, was die Menschen in ihrem Inneren vornehmen, wenn sie sich einer ungeliebten, unerwünschten Situation stellen müssen. Was sind die Komponenten der Anpassung?

1. Die Wirklichkeit erkennen: Die Patienten müssen mit dem Verstand und dem Gefühl begreifen, was sie erwartet, weil das die gegenwärtig vorherrschende Wahrheit ist.
2. Die Wirklichkeit zulassen, wie immer sie auch aussehen mag: Etwas geschehen lassen oder erlauben. Die Krankheit nimmt zwar ihren Verlauf, ob es der Betroffene zulässt oder nicht, aber er hat die Wahl, wie er darauf reagiert. Er kann protestieren, die Wirklichkeit leugnen oder ablehnen, oder aber er kann einräumen, dass sie da ist und ihre Anwesenheit erlauben. Indem er dies tut, muss der Kranke seinen Standpunkt nicht aufgeben, er kann immer noch eine Abneigung gegen seine Lage empfinden und sie missbilligen, aber er reagiert nicht mit aktivem Protest.
3. Die Krankheit in sein Leben integrieren: Dies macht den körperlich kranken Patienten wieder zu einem ganzen Menschen, der nicht weiterhin einem wichtigen Teil seiner selbst entfremdet ist – seinem kranken Körper. «Ich habe zwei Arme, zwei Beine, zwei Augen und X (z. B. chronische Schmerzen, Erschöpfung, Schwäche, etc.). Die Krankheit wird dann zu einem Teil, wenn auch zu einem wichtigen Teil dessen, was das Selbst ausmacht.
4. Mit der Krankheit leben: Es wird der Krankheit Platz eingeräumt – im Innern – den unangenehmen, beunruhigenden Körperwahrnehmungen, den ungünstigen Folgen und Einschränkungen. Im Grunde genommen *ist Anpassung ein Akt des In-Schach-Haltens*. In Schach halten bedeutet in diesem Zusammenhang nicht unterdrücken oder die Gefühle «unter dem Deckel halten», sondern innerlich Platz

für etwas schaffen. Geschickt praktiziert, erlaubt Anpassung den Patienten, die vielen negativen Veränderungen in ihrem Leben ohne allzu viel Mühe bei sich zu verwahren.

Wir wollen nun die Reaktion der Anpassung mit der Nicht-Anpassung vergleichen. Letztere lässt sich an Aussagen erkennen wie: «Mir reicht's. Ich will das nicht mehr. Ich will, dass das aus meinem Leben verschwindet.» Es besteht keine Bereitschaft mehr, irgendetwas von diesen negativen Gefühlen bei sich existieren zu lassen, und die Patienten *weigern sich, die Krankheitsfolgen* (z. B. weitere Enttäuschungen oder Ablehnung) *zu integrieren*. Unerwünschten Erscheinungen (z. B. dem Tod, Behinderung, medizinischer Inkompetenz oder Unfähigkeit) wird kein Platz im Leben, im Körper oder in der Seele eingeräumt. Im Grunde bedeutet Nicht-Anpassung eine Kriegserklärung an die aktuelle Wirklichkeit.

Im Gegensatz dazu setzt Anpassung der Wahrnehmung der Krankheit und ihrer Folgen als Feinde ein Ende; stattdessen werden sie als unerwünschte Facette oder als unwillkommenes Merkmal des Selbst angesehen. Anpassung überwindet den Impuls, die Krankheit zu leugnen. Das ist keine Kapitulation vor einer Übermacht, sondern ein Friedensschluss mit dieser Macht. Indem ein Mensch bereit ist, mit seinem Körperzustand zu leben, hört er auf, zu grübeln und seine Krankheit und all jene, die sie scheinbar verursacht haben, (z. B. er selbst, sein Arbeitgeber, Gott, schlechte medizinische Versorgung) zu geißeln. Anpassung erlaubt es also dem Patienten, über seine Situation hinauszuwachsen.

Wenn beispielsweise Enttäuschungen häufig vorkommen, wird Anpassung ihnen einen Platz einräumen. Auch wenn Deprivation unvermeidlich und eine unausweichliche Folge der Situation ist, wird die Frustration darüber durch Anpassung abgeschwächt. Wenn der Patient immer wieder Ablehnung erfährt, verhilft Anpassung zur Einsicht, dass dies nun mal zu seinem Los im Leben gehöre. Wenn sich ein Patient ständig hilflos fühlt, hilft ihm Anpassung, sich an den Kontrollverlust zu gewöhnen.

Diskutieren Sie mit den Patienten, was sie gewinnen können, wenn sie sich an die Gegebenheiten anpassen. Sie erleichtert in erster Linie das Gestalt-Management. Wenn die Patienten sich nicht anpassen, denken sie ständig an ihre Belastungen, ihre Krankheit und alle ihre dadurch bedingten Probleme. Das führt dazu, dass die negativen Dinge im Vordergrund bleiben und gute Nachrichten sowie möglicherweise positive Entwicklungen in den Hintergrund drängen. Im Gegensatz dazu integriert Anpassung die Krankheit und ihre Folgen in das Leben des Patienten. Sie werden zu einem Teil des Wahrnehmungshintergrunds, zu einem der vielen Aspekte des Selbst, die positive Dinge umso mehr in den Vordergrund rücken und geschätzt sein lassen. Wenn die Reaktion auf die Sorgen nicht mehr im Mittelpunkt steht, können die Kräfte auf die Suche nach neuen Quellen der Sinngebung gerichtet werden. Das macht die Patienten dankbar für das, was sie haben, statt dass sie nur an das denken, was sie verloren haben. Die Nachteile der Krankheit werden dann nicht annähernd so sehr verabscheut, weil der Patient Frieden mit ihnen schließt und sie innerlich zulässt. Alles dies führt zu einem Maß guten Willens, einem Gefühl der Gnade. Von einem allgemeinen Standpunkt der Gesundheit betrachtet, unterstützt Anpassung den Kampf gegen die Krankheit, weil sie die Belastung mindert, die das Immunsystem schwächt (Selye, 1976). Sie vermindert die neuromuskuläre Aktivität, was körperliche Schmerzen verringert. Anpassung wird auch zu einer geringeren Inanspruchnahme des Gesundheitssystems führen. Die Patienten werden mit ihren Problemen leben, statt zu versuchen, sie durch weitere Untersuchungen und Arztbesuche auszurotten.

Die Denkart der Anpassung entwickeln

Lassen Sie uns nun die Rolle der Kognition bei der Entwicklung der Anpassung untersuchen. Obwohl die Probleme verschieden sind, sind gemeinsame Exekutivüberzeugungen und Selbstinstruktionen nötig, um eine Reaktion der Anpassung zu entwickeln. Um weiter auszuführen, wie die Gedankenstruktur aufzubauen ist, die das Fundament der Anpassung bildet, stellen wir ein Selbstgespräch zum Thema der unabänderlichen Hilflosigkeit vor (s. **Arbeitsblatt 9-1**). Achten Sie auf die Hauptgedanken des Selbstgesprächs:

a. Integrieren Sie die unerwünschte Wirklichkeit, dass ein negatives Gefühl fortbestehen oder wieder auftauchen wird.
b. Versichern Sie sich Ihrer Fähigkeit, diese Wirklichkeit bewältigen zu können.
c. Geben Sie den Protest gegen die Wirklichkeit auf, denn er bringt Ihnen nichts ein.
d. Sehen Sie ein, dass negative Gefühle nicht furchtbar sein müssen, wenn man sie einmal als zu seinem Los im Leben gehörend akzeptiert hat.
e. Konzentrieren Sie sich auf das Kontrollierbare, auf das, was in Ihrem Einflussbereich liegt.

Arbeitsblatt 9-1: Training zum Hinnehmen der Hilflosigkeit

Vorbereitung darauf, nicht kontrollieren zu können, wie sich der Körper verhält oder empfindet:
Ich kann nicht kontrollieren, wie es meinem Körper geht. So ist das im Moment. Ich akzeptiere das und lebe damit.

Ich gebe meine Wut darüber auf, dass ich nicht in der Lage bin, meinem Körper vorzuschreiben, dass er sich so fühlen soll, wie ich will.

Ich bin bereit, mich hilflos zu fühlen, wenn mein Körper nicht so reagiert, wie ich will.

Ich kann nicht kontrollieren, wie es meinem Körper geht, wie er sich fühlt und sich verhalten wird, abgesehen davon, dass ich die medizinischen Anweisungen befolge. Ich werde an dem arbeiten, das ich kontrollieren kann.

Wenn mein Körper nicht das leistet, was ich will, werde ich diese Tatsache akzeptieren.

Meine Krankheit hat in meinem Leben zu vielen Veränderungen geführt, und es liegt nicht in meiner Macht, diese Veränderungen wieder rückgängig zu machen. Ich stelle mich auf diese Tatsache ein. Ich lasse die Hilflosigkeit zu, wenn sie nicht zu vermeiden ist.

Ich fange gar nicht an zu denken, mein Körper müsse sich so verhalten, wie ich will.

Ein «Muss» ist eine unbedingte Notwendigkeit, und meinen Körper zu kontrollieren ist keine unbedingte Notwendigkeit – es wäre nur besser, wenn ich meinen Körper kontrollieren könnte.

Ich kann dennoch mein Glück finden, selbst wenn ich meinen Körper nicht kontrollieren kann.

Mit meinen Ressentiments, wenn ich hilflos bin, umgehen:
Ich werde wütend über meine Hilflosigkeit.

Wie groß ist meine Wut in diesem Augenblick, von 0 bis 5, wobei 5 «aufgebracht» bedeutet?

Ich entspanne mich, atme tief. Anspannung hilft nicht.

Ich verlange, nicht hilflos zu sein, wenn das gar nicht möglich ist. Ich kämpfe gegen das Annehmen der Wirklichkeit an. Ich will die Wirklichkeit in mein Leben lassen.

Ich weigere mich, meinen Körper so anzunehmen wie er ist. Ich habe beschlossen, meine Enttäuschung darüber, was aus mir geworden ist, nicht zu unterdrücken.

Dadurch werde ich mich nur noch schlechter fühlen. Will ich, dass ich mich schlechter fühle?

Ich lasse die Hilflosigkeit Eingang in mein Leben finden. Ich kann mit ihr leben, auch wenn ich eigentlich nicht so sein will. Ich kann sie zu einem Teil von mir werden lassen, wenn ich will.

Ich werde mich an den Verlust der Kontrolle über meinen Körper anpassen.

Ich werde mich an die Veränderungen, die die Krankheit mit sich bringt, anpassen. Ich kann nichts gegen diese Veränderungen tun. Das muss ich akzeptieren.

Widerstand behandeln

Therapeuten werden oft Widerstand gegen die Vorstellung der Anpassung begegnen, weil sie dem grundsätzlichen Bedürfnis nach Verbesserung und Belohnung zuwiderläuft: Natürlich wünschen sich die Menschen die beste Situation im Leben. Es gibt verschiedene Ursachen für den Widerstand. Der Ansatz der Bewältigungsfertigkeiten zur Behandlung des Widerstands gegen die Anpassung wird erörtert.

Überzeugungen als Ursachen für Widerstand

A. Unrealistisches Denken

Die Patienten leisten Widerstand gegen die Anpassung an die Krankheit, wenn sie behaupten, dass es in ihrem Leben dieses bestimmte Problem nicht geben dürfte (z. B. häufige Enttäuschungen). Hinter dieser Überzeugung steckt eine fordernde Grundhaltung oder das Bestehen darauf, dass die Dinge anders sein sollten. Die kognitive Bewältigungstherapie behandelt den Protest gegen die Wirklichkeit als Bewältigungsreaktion und überprüft dann die Nützlichkeit dieser Reaktion («Fühlen Sie sich besser, wenn Sie protestieren?»). *Konstruktives Trauern* (Sharoff. 2002, 2004/2007) wird vorgeschlagen, um die zugrundeliegende Traurigkeit über die unerwünschte Situation zu behandeln. Mit dem *Denken in abgegrenzten Bereichen* wird versucht, den Patienten zu einem Perspektivenwechsel zu bewegen, der den Blick auf das lenkt, was der Patient ändern kann. Techniken der Toleranz werden angeboten, um die Unannehmlichkeiten der negativen Situation zu mildern. Dann wird die Reaktion der Anpassung eingeführt und an ihren verschiedenen Anwendungsmethoden gearbeitet, wie etwa Selbstinstruktionstraining, Bilderleben, symbolischen Gesten oder anderen Maßnahmen (Einzelheiten dazu s. im Buch *Leben mit chronischen und unheilbaren Krankheiten*). Durch den Ansatz der kognitiven Umstrukturierung lassen sich die imperativen Überzeugungen in Hypothesen umwandeln und Beweise dafür sammeln, dass sich die unerwünschte Situation nicht vermeiden lässt. Dies wirkt der fordernden Grundhaltung entgegen. Die Bedeutung des angepassten Denkens wird dann betont, damit sich die Patienten mit den Gegebenheiten arrangieren können («Es wäre mir zwar lieber, wenn die Dinge anders lägen, aber sie sind eben, wie sie sind.»).

B. Extreme, unrealistische Einschätzungen

Die Patienten verweigern die Anpassung, weil sie diese als schrecklich oder furchtbar ansehen. Die kognitive Bewältigungstherapie wird den Patienten in seinem Gesichtspunkt begleiten, wenn er beharrlich an dieser Sicht festhält. Der Schwerpunkt würde dann auf die Bewältigung einer furchtbaren Situation verlagert. Dabei wird versucht, Selbstsicherheit darüber aufzubauen, dass man mit einer furchtbaren Situation umgehen kann, indem etwa Maßnahmen wie *Selbstbestätigungstraining*, Aufbau der Identität eines Menschen (z. B. mit Hilfe von Identitätskennzeichen), der im Leben zurechtkommt, sowie Training zum *Ertragen von schlechtem Befinden* (Sharoff, 2004/2007) eingesetzt werden. Dies ist vergleichbar mit dem Ansatz der kognitiven Umstrukturierung, bei der relativistisches Denken eingeimpft wird: «Sie sind in einer schwierigen Lage, doch vergleichen Sie Ihre Lage mit der Lage anderer.» Dieses Vorgehen rückt zwar die Situation des Patienten in ein anderes Licht und erzeugt mehr Objektivität, aber es übt keine Bewältigungsreaktionen ein.

C. Fordernde Grundhaltung

Die Patienten leisten Widerstand gegen die Anpassung, weil sie sich dazu entschließen, eine nicht wünschenswerte Situation aus ihrem Leben hinauszukomplimentieren. Sie streben danach, das Problem auszurotten und sich nicht daran anzupassen. Die kognitive Bewältigungstherapie geht davon aus, dass diese Überzeugung durch eine kämpferische Einstellung aufrechterhalten wird, eine Tendenz so lange gegen etwas anzukämpfen, bis es sich ändert. Die Behandlung dafür wird in Kapitel 10 erörtert.

Loslassen

Ein weiterer Grund, warum Patienten sich nicht anpassen, ist, dass sie den Verlust dessen, was hätte sein können – ihrer Träume, Ziele und Hoffnungen auf ein anderes und besseres Leben – nicht hinnehmen wollen. Sie wollen im Grunde genommen nicht loslassen, was sie einmal waren, ihre Ziele und was sie hätten erreichen können, wäre nicht die Krankheit in ihr Leben getreten. Obwohl ihnen die Tatsachen möglicherweise deutlich vor Augen führen, dass sie nie wieder sein können, wer sie einmal waren, bekämpfen sie diese Bestimmung.

Dies beruht auf einer kämpferischen Einstellung, für die Rettung eines früheren Selbst, eines Lebensstils und der Zukunft zu kämpfen. Dieser Kampf muss nicht problematisch sein, *wenn* es noch Hoffnung gibt, das verlorene Selbst wiederherzustellen. In diesem Fall sollte den Patienten gesagt werden, sie sollten es sich zur Gewohnheit werden lassen, alles zu ihrer Heilung Nötige zu tun; dann müssen sie nur die aktuelle Situation ertragen, die sich mit der Zeit bessern wird.

Das Thema des Nicht-Loslassens gestaltet sich komplizierter, wenn die Patienten wenig Aussicht auf Heilung haben und ihr Zustand dauerhaft oder tödlich ist. In diesen Fällen können die Therapeuten die Vor- und Nachteile einer Strategie diskutieren, die sich gegen die Anpassung sträubt. Zweitens können die Therapeuten immer noch empfehlen, das zu tun, was üblicherweise getan wird, um die Situation zu ändern, solange der Patient innerlich die vorherrschende Wirklichkeit akzeptiert, dass zu diesem Zeitpunkt Anpassung notwendig ist.

Wenn jedoch an der Situation medizinisch nichts zu verbessern ist, werden sich die Therapeuten für die Akzeptanz der Wirklichkeit einsetzen müssen. Dies löst häufig eine Trauerreaktion aus über den Verlust des früheren Selbst oder des alten Lebensstils als Folge der Krankheit. Die kognitive Bewältigungstherapie wird darauf mit *konstruktivem Trauern* (Sharoff, 2002, 2004/2007) im Umgang mit erlebten Verlusten eingehen.

Zwei weitere Themen werden angesprochen werden müssen, um das Loslassen zu fördern. Erstens müssen die Therapeuten den Patienten zeigen, dass sie sogar mit ihrer Krankheit bis zu einem gewissen Grad ein befriedigendes Leben führen können. Dies führt zu der Aufgabe der *Sinnfindung* (s. *Leben mit chronischen und unheilbaren Krankheiten* zur weiteren Erläuterung dieser Aufgabe). Eine zweite Frage betrifft die *Anpassung an die Einschränkung* (s. Sharoff, 2004/2007 für genauere Ausführung). Beispielsweise können sich Grenzen für die Mobilität ergeben oder für die Anerkennung durch andere Menschen, oder die Tätigkeiten aus gesunden Zeiten können eingeschränkt sein. Die Behandlung umfasst *Anpassung an den Körper* und die *Neutralisierung der Entstellung* (s. *Leben mit chronischen und unheilbaren Krankheiten*). Die Therapeuten müssen eine Denkart aufzubauen versuchen, mit der die krankheits- und behandlungsbedingten Einschränkungen akzeptiert werden können. Damit einhergehend ist die Erkenntnis dessen, was unabänderlich ist und nicht erreicht werden kann; dazu gehört wiederum die Notwendigkeit des Denkens in abgegrenzten Bereichen.

Rettung vor dem Selbstmitleid

Manche Patienten widersetzen sich der Anpassung an veränderte Verhältnisse, weil dies ihrer grundsätzlichen Gewohnheit widerspricht, sich bei Schicksalsschlägen und Verlusten zu trösten. Sie neigen vor allem zu Selbstmitleid. Selbstmitleid ist ein Mitgefühl, das sich an die eigene Person richtet, doch in der Form, dass sich ein Mensch selbst leid tut. Es ist ein Abstieg in das «Weh mir!»-Denken und eine Charakterisierung des Selbst als Opfer oder bedauernswertes Wesen. Diese Art zu denken malt die Krankheit und alle, die zu den Problemen beitragen, als schlecht und schädlich. Durch die Blume gesagt ist Selbstmitleid eine dürftige Form der Trauer über eine unerwünschte Situation, die ertragen werden muss. Hinter dem Selbstmitleid steht das verabsolutierende Denken, das bestimmt, dass das Leben anders zu sein hat, als es gegenwärtig ist. Es steht aber auch die diskrete Forderung dahinter nach einem anderen Verlauf (z. B. keine weitere Deprivation mehr, weniger Enttäuschungen). Das eigentliche Problem mit dem Selbstmitleid ist jedoch, dass es in Wirklichkeit noch mehr Ressentiments und Bitterkeit hervorruft und zu Depressionen führt, weil es ein abwertendes Bild vom Leben der betroffenen Person entwirft.

Um dieses Problem anzugehen, müssen die Therapeuten das Bewusstsein der Patienten dafür wecken, dass sie sich diesem Zeitvertreib widmen. Als Nächstes wird das Selbstmitleid als Bewältigungsstrategie klassifiziert, und die Vor- und Nachteile dieser Strategie werden diskutiert, damit die Patienten erkennen, was sie dadurch gewinnen und was sie verlieren. Gleichzeitig müssen die positiven Aspekte des Selbstmitleids, wie Selbstfürsorge und Selbstanteilnahme, bewahrt werden. Die Form der Selbstanteilnahme im Rahmen des Selbstmitleids muss jedoch modifiziert werden, weil es zu großes Gewicht legt auf Unglück, Pech und Benachteiligung durch das Schicksal, die Ansteckung, Gott oder die Repräsentanten des Gesundheitssystems. Es zeichnet ein Bild vom Patienten als schwach und als Opfer.

Im Gegensatz dazu muss den Patienten eine gesunde Form der Selbstanteilnahme beigebracht werden, die Hilfe und Unterstützung verstärkt, ohne dass diese Patienten sich selbst bemitleiden. Sie werden gelehrt, ihre Gefühle anzuerkennen (z. B.: «Es tut weh, dass ich nicht tun kann, was mir Spaß macht.»), ohne auf regressive, kindliche Verhaltensweisen zurückzugreifen, um ihre Trauer auszudrücken (z. B. durch Rückzug, Jammern).

Selbstinstruktionstraining kann dabei helfen, Selbstmitleid zu vermeiden und sich davon zu befreien, wenn es auftritt.

Training des Widerstandsvermögens

Ein weiterer Grund, warum Patienten die Idee der Anpassung nicht aufgreifen, ist ihr Gefühl von Überwältigung. Wenn sie den Auswirkungen der Krankheit begegnen, versinken sie in Niedergeschlagenheit oder erleiden einen psychischen Zusammenbruch und können sich davon nicht befreien. Sie fühlen sich überwältigt von der Krankheit, den Anforderungen der Behandlung und den Frustrationen, die ihnen aus dem Umgang mit den riesigen Institutionen erwachsen, beispielsweise den Krankenversicherungen und den Krankenhäusern. Dies sind die Patienten, denen es an Widerstandsvermögen mangelt.

Doch Widerstandsvermögen kann erlernt und entwickelt werden. Die Patienten müssen sich zuerst realistische, erreichbare Ziele setzen. Dabei hilft eine *Klärung der eigenen Wertvorstellungen*, die detailliert festlegt, was für den Einzelnen am wichtigsten ist, und das *Denken in abgegrenzten Bereichen*, das ausführlich erläutert, was der Betroffene selbst erreichen kann. Die *Problemlösung* wählt dann die beste Vorgehensweise, um das Ziel zu erreichen, indem das *Denken in Alternativlösungen* die verschiedenen Möglichkeiten aufzeigt. Selbstgespräche bauen die Stimmung auf und die Überzeugung von den eigenen Fähigkeiten, was Teil des *Trainings zur Selbstsicherheit* ist. Die positiven Eigenschaften des Patienten müssen im Vordergrund stehen, damit er für den Versuch, sich zu verändern, genügend Selbstvertrauen hat; dies ist eine der Funktionen des *Selbstbestätigungstrainings*. Schließlich setzt der Patient Selbstinstruktionen ein, um seine Reaktionen zu steuern und die Situation des Überwältigt-Seins zu überwinden. **Arbeitsblatt 9-2** gibt ein Selbstgespräch wieder, das die erwähnten Bewältigungsstrategien vereinigt.

Arbeitsblatt 9-2: Selbstgespräch, um Widerstandsvermögen zu entwickeln

Vorbereitung auf eine Situation, die meine Stimmung sinken lässt:
Ich war schon früher in einer solchen Situation niedergeschlagen. Ich bereite mich darauf vor, weil es wieder so sein könnte.

Ich beobachte meine Gefühle in dieser Situation, damit ich nicht plötzlich von ihnen überwältigt werde. Ich lasse nicht zu, dass die Überwältigung sich gleichsam anschleicht.

Ich bin bereit, meine Stimmung zu heben mit der Bestärkung, dass ich die Situation verbessern kann. Ich kann die Dinge besser machen. Ich komme zurecht.

Ich muss mich nicht überwältigt fühlen. Ich bin zäh und Herr meiner Gefühle.

Ich denke an Zeiten in der Vergangenheit, als ich mit der gleichen Lage zurechtgekommen bin. Ich konzentriere mich auf das, was ich in diesen Situationen gut gemacht habe.

Selbstgespräch, wenn ich mich überwältigt fühle:
Ich lasse mich nicht über den Haufen rennen; das führt zu nichts.

Ich fordere mich zum Durchhalten heraus. Ich will ein richtiger Kämpfer sein; ich marschiere weiter.

Ich glaube an mich. Ich kann damit zurechtkommen.

Ich denke in dieser Situation daran, welche weiteren Möglichkeiten mir offenstehen. Wie kann ich das Beste für mich herausholen? Ich setze einen Plan um.

Ich packe das Problem an – und lasse mich nicht von ihm überwältigen.

Ich denke an das, was ich als Nächstes tun muss. Eins nach dem andern.

Ich fühle mich jetzt niedergeschlagen, aber das muss nicht so bleiben. Wo liegen meine Stärken? Ich konzentriere mich auf sie.

Bei der Umsetzung des Gesprächs müssen Indikatoren bestimmt werden, die die leisesten Anzeichen eines aufsteigenden Gefühls von Überwältigung erkennen lassen. Dies könnte etwa das Gefühl des Entmutigt-Seins mit hängenden Schultern oder einem offenstehenden Mund sein. Die anhaltende Selbstbeobachtung wird diese Anzeichen aufdecken.

Zwei weitere Ansätze fördern das Widerstandsvermögen. Ankern kann eingesetzt werden (King et al., 1983), bei dem sich die Patienten an Zeiten erinnern, in denen sie sich wieder erholt haben und mit Belastungen umgehen konnten, und diese Erinnerungen knüpfen sich an einen bestimmten Körperteil. Wenn sie dieses Gefühl ihres Widerstandsvermögens nötig haben, berühren sie wieder diesen Körperteil, um diese kraftvollen Erinnerungen wiederaufleben zu lassen. Auch die lösungsorientierte Therapie kann eingesetzt werden (de Shazer, 1985, 1988, 1991). Die Patienten sind nicht immer überwältigt. Es gibt im Lauf einer Woche zahlreiche Augenblicke, in denen sie ihre Situation bewältigen können und sich dessen bewusst sein sollten. Die Art und Weise, wie es ihnen in jenen Momenten gelang, die Situation zu bewältigen, wird zur Lösung für zukünftige Situationen.

Zusammenfassung

Anpassung ist der Versuch, realistisch zu akzeptieren, was zwar unerwünscht, aber unvermeidbar ist. Patienten sollen das Unwillkommene in ihr Leben integrieren und mit ihm leben lernen. Selbstinstruktionstraining hilft ihnen in diesem Bestreben. Häufig leisten Betroffene Widerstand gegen die Anpassung. In diesen Fällen kann ihre Einstellung dazu umstrukturiert werden. Sie leisten vielleicht aber auch deshalb Widerstand, weil sie das Bedürfnis haben, an ihren Träumen für die Zukunft festzuhalten, weil sie Selbstmitleid haben oder nicht über ausreichende Widerstandskraft verfügen. Behandlungsmöglichkeiten dafür werden vorgestellt.

Kapitel 10
Behandlung der Verbitterung

Dieses Kapitel behandelt eines der schwierigsten Themen für Angehörige des Gesundheitssystems: die Verbitterung von Patienten darüber, wie sich ihr Leben gestaltet hat. Diese Patientengruppe interessiert sich häufig nicht für eine Anpassung an ihre Lage, also leisten sie Widerstand gegen die Hilfsangebote, die ihnen die Therapeuten machen. Stattdessen versuchen sie, ihre Situation ungeschehen zu machen und zum Verschwinden zu bringen. Diese Patienten von ihrer Wut über ihre Lebensentwicklung abzubringen, ist häufig ganz schwierig.

Bis zu einem gewissen Grad weisen so gut wie alle körperlich kranken Patienten eine gewisse Verbitterung auf, weil die Krankheit den Menschen das nimmt, was sie besonders schätzen. Krankheit verändert das Leben und zwingt die Menschen dazu, sich mit Situationen abzufinden, die nicht erwünscht sind. Wenn ihnen genug weggenommen worden ist, wenn ihnen zu viele Veränderungen aufgezwungen worden sind, entsteht das Gefühl von Verbitterung und verhärtet sich.

Verbitterung ist ein psychischer Schmerz, ein Zustand von Schmerz, Qual und Erregung. Sie schließt Bedauern und Traurigkeit, vermischt mit Wut, Groll und Empörung über das widerfahrene Unrecht ein. Hinter diesen Gefühlen steht die Überzeugung, ungerecht behandelt worden zu sein, die dazu führt, dass sich die Betroffenen heimgesucht und gekränkt fühlen. Bei körperlich kranken Menschen kommt noch die Enttäuschung dazu, dass ihre geliebten Idealvorstellungen von sich, ihrem Leben und ihrer Zukunft sich nicht erfüllen lassen werden (z. B.: «Ich dachte, ich würde mich zur Ruhe setzen und jeden Tag Golf spielen, und jetzt kann ich mich kaum von der Stelle bewegen.»). Mit der Erkenntnis, dass ihre Idealexistenz nicht stattfinden wird und sie nicht die Person bleiben werden, die sie immer wertgeschätzt haben, durchdringt das Gefühl der Verbitterung alles, was sie tun. Sharoff (2004/2007) hat dies als «Zerstörung der Träume» bezeichnet, das Ende einer lieb gewordenen Vorstellung oder Fantasie. Bevor wir weitergehen und erörtern, wie die Verbitterung behandelt werden kann, wird ein Fragebogen vorgestellt, um zu messen, in welchem Ausmaß die Patienten Verbitterung empfinden.

Bin ich verbittert?

Kreuzen Sie bitte alle folgenden Punkte an, die auf Sie zutreffen.

- ☐ 1. Was mir zugestoßen ist, ist nicht recht.
- ☐ 2. Andere müssen nichts Derartiges durchmachen, wie ich es durchgemacht habe.
- ☐ 3. Mir ist häufig nach Weinen oder Schreien zumute.
- ☐ 4. Ich habe so viele negative Gefühle in mich hineingestopft.
- ☐ 5. Andere haben mir gesagt, ich sei verbittert darüber, wie sich mein Leben entwickelt hat.
- ☐ 6. Ich denke oft: «Warum gerade ich? Warum hat ausgerechnet mich dieses Unglück befallen?»
- ☐ 7. Ich denke viel über mein Unglück nach.
- ☐ 8. Anderen scheinen ihre Mitmenschen die notwendige Hilfe zu leisten, damit sie glücklich sind, aber nicht mir.
- ☐ 9. Ich bin oft innerlich aufgewühlt.
- ☐ 10. Das Leben hat mich sehr enttäuscht.
- ☐ 11. Warum kann es nicht nach meinem Willen gehen, so wie es nach dem Willen anderer zu gehen scheint?
- ☐ 12. Ich weiß, was mich glücklich machen könnte, aber ich bekomme es nicht.
- ☐ 13. Immer wenn ich wieder neue Hoffnung geschöpft habe, dass alles gut werden würde, bricht alles über mir zusammen.
- ☐ 14. Ich bin so oft enttäuscht worden.
- ☐ 15. Ich fühle mich häufig angespannt und verkrampft.
- ☐ 16. Andere haben ihre Chancen im Leben gehabt, ich jedoch nicht.
- ☐ 17. Ich mache mir oft darüber Gedanken, wie alles für mich hätte besser kommen können.
- ☐ 18. Ich sehe andere, die glücklich sind und bekommen, was sie wollen, und ich denke: «So sollte es bei mir auch sein.»
- ☐ 19. Warum scheinen andere alles zu bekommen, und bei mir ist so vieles schiefgegangen?
- ☐ 20. Nichts scheint bei mir so zu laufen, wie ich es will.
- ☐ 21. Wenn ich es überdenke, bin ich einfach nur wütend darüber, wie alles in meinem Leben abgelaufen ist.
- ☐ 22. Ich habe es gründlich satt, dass ich nicht das tun kann, was mich glücklich machen würde.
- ☐ 23. Das Leben, Gott, das Schicksal oder das Glück haben mich nicht gerecht behandelt.
- ☐ 24. Es fällt mir schwer, meinen Ärger für mich zu behalten.

Addieren Sie die Zahl Ihrer Kreuze, und wenn Sie mehr als die Hälfte angekreuzt haben, dann sollten Sie sich vielleicht überlegen, ob Sie verbittert über die Wende sind, die Ihr Leben genommen hat.

Beim Ausfüllen des nebensstehenden Fragebogens werden fünf Variablen erhoben:

die Überzeugung, ungerecht behandelt worden zu sein: 1, 6, 16, 23
Neid: 2, 8, 11, 18, 19
Unterdrückte Wut: 3, 4, 9, 15, 24
Selbstmitleid: 5, 7, 12, 17, 20, 22
Enttäuschung: 10, 13, 14, 21

Wir wollen uns nun zwei theoretische Erklärungen für die Verbitterung ansehen. Die eine basiert auf der Theorie der kognitiven Umstrukturierung, und die andere stammt aus der kognitiven Bewältigungstherapie.

Die Sichtweise der kognitiven Umstrukturierung

Vom Standpunkt der rational-emotiven Verhaltenstherapie aus ist eine wichtige Ursache für die Verbitterung eine fordernde Grundhaltung (Dryden und Ellis, 1988, 2001; Ellis und Abrams, 1994). Wenn ein bestimmtes Maß an Unglück und Krisen erreicht ist, entwickelt sich bei den Menschen die Tendenz zu fordern, dass jetzt Schluss mit Kummer und den Problemen sein soll. Wenn dieser Forderung nicht entsprochen wird, wird die Situation als furchtbar empfunden; diese Überzeugung macht die Lage noch schwerer zu ertragen, was dann zu Enttäuschung führt und dem Gefühl, es sei einem Unrecht widerfahren. Das imperative Denken verschlimmert die Situation in der Vorstellung des Betroffenen und bewirkt, dass sie als entsetzlich angesehen wird, was wiederum noch intensivere, negative Empfindungen auslöst, wie etwa die Verbitterung.

Die rational-emotive Verhaltenstherapie hält dem Denken des Patienten, der eine Situation für furchtbar hält, entgegen, dass so gut wie keine Situation oder kein Verlauf wirklich furchtbar ist; es lässt sich immer noch etwas Schlimmeres finden. Ferner ist kein Verlauf als zwingend anzusehen, weil so gut wie kein Verlauf lebenswichtig ist. Lebenswichtig heißt entscheidend – vor allem anderen – doch es lassen sich immer Situationen finden, die *noch entscheidender* sind (Ellis und Abrams, 1994). Anstelle des imperativen Denkens wird nach gemäßigteren Beurteilungen gesucht, die etwa die Situation als unglücklich oder unerwünscht beurteilen, und so ergeben sich auch weniger negative Gefühle.

(Eine Vorsichtsmaßregel für die kognitive Umstrukturierung in der Praxis mit körperlich kranken Menschen: Die Therapeuten müssen möglicherweise mit Wörtern spielen, um die Patienten dazu zu ermuntern, ihre verabsolutierende Denkweise abzulegen. Der Zustand, den sie hartnäckig als furchtbar bezeichnen, muss vielleicht als «sehr, sehr unerwünscht» etikettiert werden, damit die Patienten für die Zusammenarbeit bei der Veränderung ihres Denkens gewonnen werden können. Am zentralen Punkt wird dennoch festgehalten, dass die Situation des körperlich Kranken zwar schlimm ist, aber nicht so schlimm, wie er angenommen hatte.)

Auch in der kognitiven Bewältigungstherapie teilt man die Auffassung, dass eine fordernde Grundhaltung und Schrecklich-Machen beim Entstehen von Verbitterung eine Rolle spielen. Die kognitive Bewältigungstherapie *ist jedoch auch der Meinung, dass die Sicht der kognitiven Umstrukturierung die Situation zu stark vereinfacht.* Bei der kognitiven Umstrukturierung wird die Rolle weiterer Variablen, die mit dem verabsolutierenden Denken und dem Schrecklich-Machen interagieren, außer Acht gelassen. Fälschlicherweise wird angenommen, dass inkorrektes, irrationales Denken zum größten Teil die Abweichung im Verhalten und in der Entwicklung der Patienten verursacht. In der kognitiven Bewältigungstherapie dagegen herrscht die Ansicht vor, dass *imperatives Denken und Schrecklich-Machen nicht unbedingt zu einer intensiveren negativen Gefühlslage führen müssen*, wenn *nicht gleichzeitig weitere Variablen* vorliegen. Dann können die schädlichen Einflüsse des unrealistischen, irrationalen Denkens auf ein Minimum beschränkt sein.

Eine irrationale, fehlangepasste Bewältigungsfertigkeit

Was sind diese oben erwähnten weiteren Variablen? Welches ist die Sichtweise der Bewältigungsfertigkeiten auf die Verbitterung? Nach der kognitiven Bewältigungstherapie entwickelt sich das Verhalten aus einer Interaktion zwischen Variablen, die in diesem Ansatz als *irrationale, fehlangepasste Bewältigungsfertigkeit* bezeichnet wird. Dies ist es, was eine Situation in der Wahrnehmung des Patienten «furchtbar macht» (Sharoff, 2002). Lassen Sie uns nun diese Variablen untersuchen.

A. Tendenz zu extremen, wertenden Einschätzungen

Die kognitive Bewältigungstherapie stimmt mit der Theorie der kognitiven Umstrukturierung darin überein, dass extreme, schlimme Beurteilungen einer Situation (z. B.: «Meine Gesundheit zu verlieren ist schrecklich.») problematisch sind. Situationen auf extreme Weise einzuschätzen führt dazu, dass die Menschen sich noch schlechter fühlen, wenn das sogenannte furchtbare Ergebnis eintritt. Extreme Bewertungen beunruhigen tatsächlich, veranlassen die Menschen, eine Situation abzulehnen, und verursachen unnötige Sorgen und unangemessenen Pessimismus. Sie verstärken den Impuls, die Krankheit nicht zulassen zu wollen.

B. Beharrungsvermögen

Die fordernde Grundhaltung, die in der kognitiven Bewältigungstherapie eher als Beharrungsvermögen bezeichnet wird, führt tatsächlich zu Unbeweglichkeit und Schwierigkeiten bei der Anpassung an unerwünschte Situationen. Es treibt die Menschen an, nur das geforderte Ergebnis und kein anderes zu akzeptieren; wenn also das erwünschte Ergebnis ausbleibt, ist die Enttäuschung umso größer. Diese Denkweise überschreitet die Grenzen der eigenen Fähigkeiten bei dem Versuch Kontrolle auszuüben, wenn dies nicht möglich ist.

In der kognitiven Bewältigungstherapie wird zwar eingeräumt, dass Schrecklich-Machen und verabsolutierendes Denken mit Sicherheit Schwierigkeiten heraufbeschwören; gleichzeitig wird aber daran festgehalten, dass ihre Auswirkungen nur kurzfristig sein können, vorausgesetzt, es liegen nicht gleichzeitig weitere, im Folgenden diskutierte Variablen vor. Wenn diese Variablen aber vorhanden sind, dann werden sie eskalieren, negative Emotionen entzünden und dadurch ein Schrecklich-Machen und beharrendes Denken verstärken.

Schlimme, negative Bewertungen und imperatives Denken sind beides Überzeugungen. Die Variablen können aus der Denkweise der Menschen entstehen, sie können aber ebenso auch auf anderen Faktoren beruhen, wie etwa einer Traumatisierung, der Persönlichkeitsstruktur, der genetischen Prädisposition, auf frühen Konditionierungen und bewusster Entscheidung.

C. Kämpferische Tendenz

Dies ist die Tendenz, Hindernisse zu überwinden, Behinderungen zu ignorieren, Widerstand gegen andere zu leisten, unerwünschte Tätigkeiten auszuführen und Kräfte, die als den eigenen Interessen feindlich gesinnt wahrgenommen werden, zu bekämpfen. Die Kämpfernatur ist bestrebt, ein erwünschtes Ergebnis zu erreichen. Es ist die Bereitschaft zu kämpfen, ein «Nein» nicht zu akzeptieren. Sie regt die Motivation an. Sie sammelt Argumente und Begründungen, weshalb etwas geschehen sollte oder muss (bzw. weshalb etwas nicht geschehen darf). Sie bündelt die Kräfte im Kampf, um das Erwünschte zu erreichen respektive das Unerwünschte zu vermeiden. Sie wird mit Hilfe von verabsolutierendem Denken ihre Position begründen, doch sie muss nicht dem Denken entspringen.

Die Kämpfernatur kann entweder als angepasste oder als fehlangepasste Reaktion fungieren. Sie kann sich vorteilhaft oder schädlich auswirken, abhängig vom Kontext, in dem sie oder wie sie eingesetzt wird. Beispielsweise ist sie bei einer tödlich verlaufenden Krankheit angepasst, wenn sie die Patienten antreibt weiterzuleben, sobald ihr Körper hinfällig wird. Bei chronisch kranken Patienten ist sie die Kraft, die sie zu «guten Kriegern» macht, die weitermarschieren, auch wenn sie Schmerzen haben oder sich nur schwer bewegen können. Auf der anderen Seite kann sie Patienten dazu bringen, auf Denkweisen zu beharren, die realitätsfremd sind. Ist sie genetisch determiniert, zeigt sich die kämpferische Tendenz schon früh im Leben eines Kindes in Form von Ausdauer, opponierendem Verhalten, Perfektionismus oder übermäßig beharrlichen und gewissenhaften Persönlichkeitszügen. Das ist es, was manche Kinder zu ehrgeizigen, harten Arbeitern werden lässt, die viel von sich verlangen und eine akademische oder sportliche Karriere anstreben. Wenn die kämpferische Tendenz Folge eines Traumas ist, kann sie zu ängstlicher, halsstarriger Weigerung führen, einen gefürchteten Kurs zu korrigieren.

Sowohl das verabsolutierende Denken als auch das Schrecklich-Machen interagieren mit der kämpferischen Tendenz, und beide beeinflussen sich wechselseitig. Irrationales, unrealistisches Denken kann einen kämpferischen Menschen dazu verleiten, den Kampf um eine Position oder um ein sehnlich erwünschtes Ergebnis fortzuführen. Andrerseits kann der Zwang zu kämpfen einen Menschen in Befehlen und Forderungen denken lassen. Das Kämpferische in ihm sorgt für die Energie und den ausdauernden Willen, das verabsolutierende Denken in die Wirklichkeit umzusetzen. Wenn es nun nicht nach dem Willen einer Person geht, wird sie in ihrer kämpferischen Tendenz die Situation als furchtbar ansehen. Doch auch das Gegenteil kann der Fall sein, wenn eine Person den Ernst der Situation übertreibt, indem sie sie als furchtbar beurteilt, wird dies die kämpferische Tendenz der Person stimulieren, ihre Lage zu verändern.

Ohne das Vorhandensein dieser kämpferischen Natur kann das imperative Denken ohne große Auseinandersetzungen abgelegt oder aufgegeben werden. Das ist der Grund, weshalb manche Patienten gleich zu Anfang der Therapie bereitwillig ihre Denkweise ändern, wenn ihnen rationale Gegenargumente vorgestellt werden. Viele Menschen denken in Imperativen, haben eine fordernde Grundhaltung und sehen alles furchtbar, verändern sich aber schnell mit Hilfe von Selbstreflexion, dem Erkennen von Fakten, die ihrer Position widersprechen, oder wenn sie von ihrer Familie und Freunden unter Druck gesetzt werden, ihre Meinung zu ändern. Kämpferische Menschen hingegen, die in der Therapie und anderswo an ihren

Idealen festhalten, widerstehen dem Druck ihrer Mitmenschen, anders zu denken, und bestreiten oder ignorieren alles, was nicht ihrer Denkweise entspricht.

D. Grübeln

Manche Menschen reagieren auf die Unmöglichkeit, ein erwartetes Ziel schließlich zu erreichen, mit einer Mischung aus grollendem Protest, Niedergeschlagenheit, Schmähung – «Die Trauben hängen zu hoch!» –, Schmollen und Selbstmitleid. All das gehört zum Grübeln. Der Hang zum Grübeln kann aus dem imperativen Denken entstehen, aber auch angeboren sein. Grübeln kann eine erlernte Reaktion sein. Eltern können sie konditionieren, wenn sie selbstsicheres Verhalten nicht zulassen, launenhaftes und schmollendes Verhalten ihrer Kinder, wenn etwas nicht nach deren Willen geht, aber belohnen. Grübeln kann auch auf ein Trauma zurückzuführen sein, wenn sich ein Mensch von einem schmerzhaften Vorfall aus seiner Vergangenheit nicht lösen kann.

Nicht immer bringt verabsolutierendes Denken einen Menschen zum Grübeln. Es gibt Menschen, die verabsolutierend denken, ohne zu grübeln; wenn sie also darauf bestehen, dass sich etwas ereignen soll, es aber nicht geschieht, dann können sie weitermachen, ohne in eine düstere, trostlose Stimmung zu versinken. Ebenso finden sich Kämpfernaturen, die nicht zum Grübeln neigen. Sie ziehen stoisch für ihren Willen ins Feld, ohne stillen Groll, ohne sich zu grämen, zu jammern oder bestürzt zu sein. Grübeln ist eine vom verabsolutierenden Denken und der kämpferischen Einstellung unabhängige Variable, wenn sie aber miteinander interagieren, verursachen sie sehr viel schwerwiegendere Probleme, wie etwa Verbitterung.

Grübeln hat kognitive und emotionale Komponenten und auch Anteile in Verhalten und Wahrnehmung. Im kognitiven Bereich herrscht imperatives Denken vor (z. B. «Dieses Medikament muss wirken.»), das sich immer wiederholt. Wenn sich das imperative Denken nicht verwirklichen lässt, werden mentale Proteste gegen diesen unerwünschten Umstand ins Feld geführt («Warum? Warum nur hilft dieses Medikament nicht?»). (Denken Sie jedoch daran, dass der Protest nicht nur auf dem verabsolutierenden Denken beruht, sondern auch auf der kämpferischen Einstellung des Betroffenen, der nicht von etwas lassen und weiterkommen will. Stattdessen kämpft ein solcher Mensch immer weiter gegen eine Quelle des Missvergnügens an.) Grübeln wiederholt imperatives Denken in klagender Trauer und lässt sich des langen und breiten über das aus, was im Leben schiefgelaufen ist. Eine ausdauernde Wahrnehmung trägt mit zum Problem bei, indem sie auf die negativen Dinge (z. B. Ablehnung durch andere Menschen, krankheitsbedingter Verlust der Lebensfreude) fixiert bleibt. Die emotionale Komponente ist eine düstere, mürrische, melancholische Stimmungslage, gekennzeichnet durch Schmollen und Selbstmitleid, die sich auf den Grübler senkt. Wenn erst einmal die freudlose Stimmung von ihm Besitz ergriffen hat, neigt er immer mehr zu dem imperativen Gedanken, dass sich etwas ereignen muss (oder nicht ereignen darf). Im Grunde genommen ist die Beziehung zwischen Grübeln und Denken reziprok: Sie können sich gegenseitig beeinflussen. Die Verhaltenskomponente besteht aus mürrischer Distanziertheit, Rückzug oder Trägheit. Dann wieder wird die kämpferische Tendenz eingesetzt, um den Grübler zu mobilisieren, damit er seine Lethargie überwindet und für seine Belange kämpft. In dieser Beziehung kämpft ein zum Grübeln neigender Mensch gegen sich selbst an, um durchzuhalten.

E. Bestrafung

Die letzte der hier behandelten Variablen schafft ein Ventil für Wut und Feindseligkeit, die zum Teil durch die oben dargelegten Variablen entstehen. Die Wut drückt sich als Bestrafung des Probleme verursachenden Objekts aus oder wird auf andere Objekte übertragen. Das Objekt kann der Körper sein, dem es nicht gelungen ist, eine Besserung oder Heilung zu erreichen, oder auch Gott, das Leben, die Therapeuten oder die Angehörigen.

Sie zeigt sich vielleicht auch in Form von Schuldzuweisungen, überkritischem Verhalten und Gemeinheiten. Der Wunsch nach Bestrafung will verletzen, entweder persönlich oder in Gedanken. Die Bestrafung erfolgt typischerweise durch Verurteilung oder Ausschelten, aber auch nonverbal durch verächtliches Grinsen und abschätzige Blicke, und ist gegen andere gerichtet oder gegen den eigenen, kranken, geschwächten oder behinderten Körper. Bestrafung kann auch ein Verhalten sein, bei dem ein Mensch passiv-aggressiv oder rachsüchtig auf die Ursache seiner Schmerzen reagiert (z. B.: Der Patient überanstrengt seinen Körper, um ihn zu bestrafen.). In jedem Fall ist es schwer, diese Haltung des Bestrafens zu korrigieren, denn es gibt ein gutes Gefühl, sich zu rächen und zu bestrafen.

Bestrafung ist eine kognitive und emotionale Reaktion, die auch die Wahrnehmung umfasst. Ein Schrecklich-Machen begreift die Situation als das Schlimmste, was wieder den Ärger anheizt. Verabsolutierendes Denken fordert, die Situation solle anders sein, und wenn das nicht geschieht, wächst die Wut. Gleichzeitig bleibt die Wahrnehmung auf die negativen Qualitäten und Handlungen des Objekts als Verursacher der Schmerzen fixiert (z. B. der Körper, ein Arbeitgeber). Indem dieser eingeschränkte, negative Blickwinkel auf den Feind oder Gegner beibehalten wird, kann sich die

Wut nicht legen, sondern bleibt intensiv. Mit weiterbestehender Wut wird die Notwendigkeit, ein Ventil zu finden, übermächtig, dem wird dann mit der Bestrafung Luft gemacht. Hat sich dies aber einmal als Tendenz festgesetzt, gibt es dem Betroffenen immer wieder ein schlechtes Gefühl sich selbst und anderen gegenüber, was wieder die Neigung zum brütenden Grübeln verstärkt.

In der kognitiven Bewältigungstherapie wird das Bestrafen als eine fehlangepasste Bewältigungsstrategie aufgefasst. Es ist eine Art des Umgangs mit der Wut, bei der ihr eine Stimme und ein Ventil gegeben wird. In dieser Beziehung saugt sie Frustration ab. Die Mittel dafür (z. B. Rache suchen, ständiges Kritisieren) lassen die Menschen jedoch in ihren Ressentiments verharren und rufen bei den Mitmenschen Gegenreaktionen hervor, die wiederum das Bedürfnis nach weiterer Rache schüren.

Zusammenfassend gesagt interagieren alle Variablen der irrationalen, fehlangepassten Bewältigungsstrategie miteinander. *Wenn das Kämpferische, der Hang zum Grübeln und der Impuls zu bestrafen nicht bestehen, dann werden die Therapeuten es viel leichter haben, das aktuelle Problem in viel kürzerer Zeit zu lösen.* Es wird auch – wenn überhaupt – weniger Verbitterung geben.

Um dies zu veranschaulichen, werden zwei Fallbeispiele dargestellt. In beiden Fällen handelt es sich um Dialysepatienten, die an chronischem Nierenversagen leiden. Beide sind schon seit mehreren Jahren Dialysepatienten, die mehrmals in der Woche, mehrere Stunden am Tag zur Dialyse kommen. Zudem sind den Patienten noch weitere Maßnahmen auferlegt worden, wie etwa eine sorgfältige Hautpflege, und Einschränkungen beim Essen und Trinken. Beide Patienten haben dieses anspruchsvolle Regime gründlich satt; sie fühlen sich davon überwältigt und wollen, dass es irgendwie irgendwann zu Ende geht.

Fallstudie: Ben

Ben ist frustriert über all die Zeit, die er mit der Dialyse zubringt. Er ist verbittert über sein Leben und deprimiert. Er fühlt sich leicht enttäuscht vom Verhalten des Personals oder der Mitpatienten, das ihm Schwierigkeiten bereitet, oder wenn sich das Anschließen an die Dialysemaschine verzögert. Er hat eine «Problem-Ausschluss-Überzeugung», denkt verabsolutierend und schrecklich-machend: «Ich hätte diese Nierenerkrankung nicht bekommen dürfen. Ich sollte diese Lebensweise nicht hinnehmen und auf so langweilige Weise meine Zeit verbringen müssen. Mein Leben ist furchtbar, und es sollte besser sein. Es hätte diesen Verlauf nicht nehmen dürfen.» Ben beurteilt dann seine Situation als Katastrophe und schätzt sie als furchtbar ein. Wenn er sein Leben so sieht, fühlt er sich sehr niedergeschlagen.

Sein Therapeut behandelt sein irrationales Denken mit kognitiver Umstrukturierung. Er identifiziert zuerst Bens Reaktion auf seine Krankheit – Verbitterung über das Nierenversagen und darüber, keine Spenderniere zu finden. Dann wird Bens Problem-Ausschluss-Denken identifiziert und alles, was sich daraus ergibt, erläutert: «Ben, was ich Sie sagen höre, ist: ‹Ich hätte nicht krank werden sollen. Ich hätte immer gesund sein und gesunde Nieren haben sollen. So hätte mein Leben verlaufen sollen. Es war mir nicht an der Wiege gesungen, dass ich krank werden sollte. Andere Menschen können krank werden, aber ich nicht. Ich müsste vom Leben oder von Gott anders behandelt werden.›» Als Ben das hört, räumt er ein, dass seine Vorstellungen nicht vernünftig seien.

Um ihm zu helfen, sein Denken zu verändern und seine Lebenseinstellung umzustellen, wird auch objektivierendes Entgegnen eingesetzt. Ben ist ein sehr gefühlsbetonter Mensch, also begegnet der Therapeut dieser Tendenz mit einer nüchternen, emotionslosen Argumentation. Er appelliert an Bens klaren Verstand: «Sie möchten etwas Besonderes sein, aber wird denn irgendjemand von den Unglücksfällen des Lebens ausgenommen?» Die Absicht ist, Bens Objektivität zu stärken und ihn von seiner fordernden Grundhaltung darüber, wie sein Leben hätte verlaufen sollen, abzubringen. Ben ist für diese Logik zugänglich und bereit, seine bisherige Einstellung zu ändern und die Tatsache zu akzeptieren, «dass auch guten Menschen Schlechtes widerfahren kann». Er kann auch einsehen, dass er bis jetzt eine fehlangepasste persönliche Philosophie hatte, die zu seinem Unglück beigetragen hat.

Zur Behandlung seiner irrationalen Einschätzung, dass seine Situation furchtbar ist, bringt ihm der Therapeut relativierendes Denken bei. Bens Lage wird auf einer Wertskala von «äußerst furchtbar» bis zu «leicht unerwünscht» eingeordnet. Er diskutiert mit Ben andere Situationen, die ihm hätten widerfahren können, und Ben schätzt diese auf der oben erwähnten Wertskala ein. Dies gibt ihm eine objektive Sicht seiner Lage. Ben räumt tatsächlich ein, dass seine Lage nur «leicht furchtbar» bis «ziemlich unerwünscht» ist und schlimmer sein könnte, wenn man die vielen Komplikationen bedenkt, die sich aus einem chronischen Nierenversagen ergeben können.

Um die zentrale Bedeutung des Denkens bei der Verursachung von Verbitterung aufzuzeigen, wird eine andere Technik eingesetzt. Der Therapeut gibt

Ben ein Ritual auf, um ihm eine Veränderung zu erleichtern. Er schreibt Bens irrationale Gedanken auf; Ben soll sie sich an den ungeraden Wochentagen aufsagen, immer wenn er sich über seine Krankheit und die notwendige Dialyse aufregt. Dies zeigt Ben, wie sein Denken zu einer verstärkten negativen Reaktion führt. An den geraden Wochentagen zitiert Ben einen Selbstinstruktionsdialog, der auch ein Selbstgespräch über die Nierenkrankheit enthält. Ben soll aufzeichnen, wie er sich am Ende jedes Tages fühlt, nachdem er sich die beiden Dialoge vorgesagt hat. Nach zwei Wochen gibt er zu, dass sein irrationales Denken mehr Schmerzen verursacht.

Die Behandlung zieht sich jedoch wegen Bens Hang zum Grübeln, wenn er nicht bekommt, was er unbedingt will, in die Länge. Dies scheint ein biologisch bedingtes Problem zu sein und nicht nur eine Folge seines verabsolutierenden Denkens. Er war schon als Kind ein Grübler. Obwohl er verstandesmäßig einräumt, dass sein Denken irrational ist, hat er doch gelegentlich einen Rückfall wegen einer, wie Sharoff (2002) es bezeichnet, «positionellen Verzögerung» [engl.: positional slippage]. *Zur Behandlung dieses Problems lässt der Therapeut Ben rational-emotives Bilderleben (Maultsby, 1984; Wessler und Wessler, 1980) einsetzen, bei dem er sich nicht über die Dialyse aufregt, sondern sich dabei als ruhig erlebt. Er identifiziert dann Gedanken, die ihm zu einem* weniger negativen *Gefühl verholfen haben. Das lässt ihn ein Selbstgespräch zusammenstellen, das er sich während der Dialysebehandlung sagen kann: «Es ist bedauerlich, dass mir dies zugestoßen ist. Ich mag es zwar kein bisschen, aber es ist nicht das Schlimmste, das mir hätte zustoßen können. Es ist nicht wirklich schrecklich, denn schrecklich wäre es zu sterben, und ich kann mit Hilfe der Dialyse leben.» Mit der Zeit kann diese Denkweise die Zeit verkürzen, die Ben mit Grübeln verbringt.*

Weil Ben kein kämpferisch veranlagter Mensch ist, fühlt er sich nicht gedrängt, gegen sein Unglück anzukämpfen. Die kognitive Umstrukturierung hilft ihm, sein imperatives Denken aufzugeben, dass das Leben ihn anders hätte behandeln sollen. Insgesamt waren sein Schrecklich-Machen, sein verabsolutierendes Denken und seine brütende Grübelei die Hauptfaktoren, die bearbeitet werden mussten. Sobald sie verändert waren, konnte er die irrationale Bewältigungsstrategie, seine Krankheit nicht zuzulassen, aufgeben.

Fallstudie: David

Lassen Sie uns nun Ben mit David, einem anderen Dialysepatienten, vergleichen. Wie Ben beurteilt auch er seine Lage als furchtbar, und er hat auch ähnliche verabsolutierende Gedanken. Wie Ben ist auch David niedergeschlagen darüber, dass er seine Tage an Dialyseapparate angehängt verbringt; auch er klagt darüber, dass das Leben ihm gegenüber nicht gerecht war, und er ist zornig, verbittert und desillusioniert darüber, wie sich sein Leben gestaltet. Auch er lehnt die Krankheit aktiv ab und protestiert laut dagegen.

Anfangs setzt der Therapeut bei David dieselbe Technik der kognitiven Umstrukturierung ein wie bei Ben. Der Therapeut arbeitet Davids Anspruch heraus, sich für einen besonderen Menschen zu halten. David räumt zwar ein, dass sein Denken irrational ist, doch das ändert seine Haltung nicht, mit der er seinen Körper und das Leben verflucht, weil sie seine Krankheit verursacht haben (David spricht vom Leben wie von einer Person, die ihn absichtlich und persönlich schädigen will). David bleibt standhaft dabei, seine Krankheit nicht zuzulassen. «Ich höre, was Sie sagen, dass ich im Protest gegen die Krankheit verharre. Sie haben Recht. Mein Leben ist die Hölle, und ich kämpfe wirklich gegen diese Art von Leben an. Ich werde diese verdammte Krankheit nicht akzeptieren.»

Der Therapeut gibt sich Mühe, ihm relativierendes Denken einzuimpfen, dass Davids Situation schlimm und bedauerlich ist, aber nicht schrecklich. David widerspricht hartnäckig. Der Therapeut versucht, ihn davon zu überzeugen, dass er sich besser fühlen würde, wenn er anders dächte. Der Therapeut setzt die Methode der Unterscheidungs-Technik ein (McMullin, 1986) und sagt ihm: «Es gibt andere Menschen, die in einer Dialysebehandlung sind und die nicht annähernd so unglücklich sind wie Sie. Was sagen sich diese Menschen, dass sie so sind?» Parallel dazu setzt er die lösungsorientierte Therapie ein (de Shazer, 1985, 1988). Er fragt David nach Zeiten, in denen er sich glücklicher fühlt, und David kann tatsächlich Zeiten ausmachen, in denen das der Fall ist.

Er zeigt jedoch keine echte Bereitschaft, darauf hinzuarbeiten, die hilfreichen Denkweisen anderer oder seine eigenen, wenn es ihm besser geht, zu übernehmen, und sagt stattdessen: «Es ist nicht mein Ziel, mich in Bezug auf meine miese Situation besser zu fühlen.» David bleibt verstimmt über sein Los im Leben. Er kann seinen Zorn über die Abhängigkeit vom Dialyseapparat, den er hasst, aber braucht, um am Leben zu bleiben, nicht abschütteln. Er reagiert ärgerlich auf die Behandlungstechniken des Therapeuten: «Sie kapieren das nicht. Sie wollen, dass ich mich hinsichtlich dieser Krankheit besser fühle und mich daran anpasse. Das werde ich nicht tun. Ich möchte aus dem Schlamassel heraus. Punktum. Ich hasse es, ein Dialysepatient zu sein. Ich will dieses Leben nicht. Kapiert?» Obwohl David oft an Suizid denkt, beteuert er, dass er diesen Schritt nicht tun wird; also ist er dazu verurteilt, unglücklich zu bleiben, solange er die Nierenkrankheit hat.

Der Therapeut versucht es mit einer anderen Technik. Er argumentiert mit der Frage der Verantwortung. Er fordert David auf, die Verantwortung dafür zu übernehmen, dass er selbst die Ursache ist, wenn er sich wegen seines irrationalen Denkens niedergeschlagen fühlt. David tut dies bereitwillig. Er gibt zu, zu wissen, dass er schuld ist, wenn es ihm schlechter gehe, was ihm aber gleich sei. Wie viele schwierige, rigide, dickköpfige Patienten versteht David sein Problem, bleibt aber emotional seiner Niedergeschlagenheit verhaftet, während er gleichzeitig einräumt, dass seine Denkweise nicht richtig ist. Er gibt auch zu, dass nirgends geschrieben steht, er werde vom Leben gerecht behandelt werden, doch er ist immer noch wütend, weil dies so ist. Insgesamt gesehen macht David kaum Fortschritte in der Behandlung, was vorwiegend auf seine kämpferische Einstellung bei gleichzeitigem Hang zum Grübeln und Bestrafen zurückzuführen ist. Er kann es nicht lassen, gedanklich das Leben und die Menschen, die nicht von einer Krankheit heimgesucht werden, zu verurteilen. Er hadert mit Gott und dem Leben, weil sie ihn ungerecht behandeln, und er greift sie heftig an, weil sie ihm ein solch furchtbares Leben zumuten. Er bleibt verbittert und enttäuscht und erhofft sich nur wenig für seine Zukunft.

Der Therapeut wechselt nun die Methode. Er erkennt, dass der Versuch, David zu einer rationalen Denkweise zu bekehren, ihn seiner Bewältigungsstrategie, mit der er das Leben bekämpft und verflucht und gegen seine Lage protestiert, berauben würde. Obwohl diese kämpferische Haltung unangepasst ist und ihn äußerst unglücklich macht, ist sie seine Art der Bewältigung. Er tröstet sich mit Selbstmitleid, und sein Klagen ist wirklich ein Ventil für seine Wut. Wenn er Gott, die Gesundheitsfachleute oder Angehörige ausschilt, fühlt er sich wenigstens vorübergehend besser.

Der Therapeut geht nun dazu über, Davids fehlangepasste Bewältigungsstrategie, die doch Hauptursache dafür ist, dass er sich der Veränderung widersetzt, therapeutisch direkt anzugehen. Der Therapeut setzt zwei Behandlungsstrategien der kognitiven Bewältigungstherapie ein, um auf Davids Widerstand einzuwirken. Beide Techniken bedienen sich eines Paradoxons und behalten die gewählte Bewältigungsreaktion des Patienten im Mittelpunkt.

Die erste Strategie verhilft David dazu, gewandter mit seiner fehlangepassten Bewältigungsstrategie umzugehen. Er wird darin trainiert, ***zu einem «besseren» Kämpfer zu werden****. In der Praxis heißt das, David wird ermutigt, verstimmt und unglücklich zu bleiben, doch dabei geschickter vorzugehen.*

In Schritt eins wird David klargemacht, wie er es macht, wenn er die Krankheit nicht zulässt, indem er sie hasst und verdammt. Die Absicht dabei ist, Davids Bewusstsein für sein Vorgehen zu schärfen und wahrzunehmen, wie er Stunde für Stunde seine Bewältigungsstrategie verfolgt. Der Therapeut lässt David phänomenologisch beschreiben, wie er sich fühlt, wenn er seinen Tag durchläuft. Er möchte, dass es David ganz deutlich wird, wie es ist, wenn er sich kämpferisch verhält und vor sich hin grübelt, und dass er merkt, was er gewinnt und was er verliert, wenn er sich so verhält.

In Schritt zwei verordnet der Therapeut David die kämpferische Haltung als Bewältigungsstrategie. «Sie scheinen für sich etwas daraus zu ziehen und Sie haben keine andere Möglichkeit, mit Ihren Emotionen umzugehen.» Insbesondere ermuntert der Therapeut David, besser zu protestieren und gegen das Leben, sein Leben, zu kämpfen. Der Therapeut streicht Davids Exekutivüberzeugungen heraus, die seine Bewältigungsstrategie der Leugnung der Krankheit bestimmen. Es sind dies:

- *Ich konzentriere mich auf die krankheitsbedingten täglichen Verluste.*
- *Ich diskreditiere das Leben als Teil meines Protests gegen die Krankheit und verurteile es aufs Schärfste.*
- *Ich bleibe traurig, um dem Leben zu zeigen, dass es an mir eine schändliche, hässliche Tat verübt hat.*
- *Ich konzentriere mich auf die Schwächen und das problematische Verhalten der Mitmenschen, damit sie merken, wie es mich belastet, wenn sie sich so benehmen.*

Dann leitet der Therapeut David an, wie er diese Exekutivüberzeugungen aktiv umsetzen und gleichzeitig so unglücklich bleiben kann, dass er dem Leben zeigt, wie es ihn verletzt hat. Ähnlich wie bei der Mailänder Familientherapie wird seine Denkweise offengelegt, und dann wird ihm gesagt, er solle sich nicht ändern (Boscolo et al., 1987).

Der Therapeut verstärkt jedoch diese Strategie durch die Orientierung an paradoxen Bewältigungsstrategien. Der Therapeut stellt Davids Fähigkeit, unglücklich zu bleiben, in Frage. «Unglücklich zu bleiben, wenn die Dinge schieflaufen, ist kein wirklich guter Test dafür, ob Sie es fertigbringen, niedergeschlagen zu bleiben. Jeder kann unglücklich sein, wenn sein Leben schiefgeht. Wenn Sie Gott und dem Leben wirklich zeigen wollen, wie furchtbar sie Ihr Leben *gemacht haben, dann müssen sie auch in angenehmen, erfreulichen Situationen unglücklich sein. Das erst wird dem Leben richtig zeigen, wie es mit Ihnen umgesprungen ist.» Dann wird David aufgefordert, an einem «**Unglückstraining**» teilzunehmen, bei dem er eine Reihe angenehmer Dinge **über sich ergehen lassen** muss, aber keine Befriedigung aus ihnen ziehen darf. Er soll Situationen aussuchen, die von den meisten Menschen als angenehm betrachtet werden (etwas, was er gegenwärtig nicht tut), sie aber absichtlich nicht genießen, wenn er sie erlebt.*

Damit wird David seine fehlangepasste Bewältigungsstrategie verordnet. Dies ist eine auf Mitarbeit basierende paradoxe Strategie (Seltzer, 1986), bei der eine Veränderung dadurch erleichtert wird, dass der Patient einer Verschreibung folgt, die von ihm verlangt, dass er sein irrationales, dysfunktionales Verhalten beibehält. Indem er das tut, erkennt er vielleicht selbst, wie verrückt es ist, wenn er seine fehlangepasste Bewältigungsstrategie weiterverfolgt («Sieh' doch mal, was ich mir selbst angetan habe!»). Die Strategie bringt David auch in eine Zwickmühle. Wenn er mitmacht, setzt er sich vielleicht angenehmen Situationen aus, die dazu führen, dass er sich besser fühlt. Wenn er sich aber der Strategie widersetzt und nicht unglücklich bleibt, sondern sich vielmehr amüsiert, dann profitiert er auch.

Der Therapeut lehrt David dann, wie er unglücklich bleiben kann. Ein Selbstgespräch, um ihm den Spaß zu verderben, wird entworfen; es enthält die Äußerungen, die David ohnehin gebraucht, um unglücklich zu bleiben. Er erhält die Anweisung, sich auf die negativen Aspekte einer Situation zu konzentrieren (z. B. auf die schlechte Bedienung in einem Restaurant der Spitzenklasse achten) statt auf die positiven (z. B. das köstliche Essen in dem Restaurant). Er wird zum Katastrophen-Denken aufgefordert (was er ohnehin regelmäßig tut), indem er sich die schlimmsten Szenarien für sein Leben vorstellt. Sobald David bemerkt, dass ihm etwas Freude bereitet, soll er absichtlich die Intensität seines Vergnügens mit Hilfe der oben angeführten Techniken verringern. Es wird ein Beurteilungssystem eingerichtet, damit David feststellen kann, wie gut es ihm gelingt, niedergeschlagen zu bleiben.

Zusätzlich wird David durch eine Hinderungsstrategie (Seltzer, 1986; Weeks Abate, 1982) davon abgehalten, zu viele Fortschritte zu machen, weil dies seine kämpferische Seite in Frage stellen würde. «Sie fühlen sich vielleicht manchmal glücklich, aber das ist nicht gut. Sie sollten sich lieber zurückhalten, denn vielleicht sind Sie noch gar nicht dazu bereit, schon jetzt Ihre Wut über das Leben aufzugeben.» Wenn sich David über sein Leben beklagt, ermutigt ihn der Therapeut dazu, seine Schmerzen noch intensiver wahrzunehmen, um dem Leben noch eindrücklicher zu beweisen, wie niederträchtig es ist, weil es ihm solche Einbußen auferlegt. Nach mehreren Wochen der Ermutigung zum Unglücklich-Bleiben beschwert sich David nicht mehr so häufig und ist glücklicher. Er beginnt, Widerstand gegen die paradoxe Verordnung zu leisten.

Der Therapeut schlägt David danach eine andere Strategie für seinen Kampf gegen das Leben vor. Er empfiehlt als beste Rache möglichst gut zu leben. Das wird dem Leben zeigen, dass es ihn nicht verletzt hat und dass er schließlich doch darüber hinausgewachsen ist. David ist nicht sicher, ob er zu dieser Aktivität wechseln will. Zur Behandlung seiner Ambivalenz schlägt der Therapeut ein Ritual aus der Mailänder Familientherapie vor (Boscolo et al., 1987). An den ungeraden Wochentagen soll David ein Training zum Unglücklich-Sein durchführen, und an den geraden Tagen das gute Leben üben, um sich am Leben zu rächen. An diesen geraden Tagen soll er das Leben in vollen Zügen genießen.

Zu diesem Genuss wird ihm die Bewältigungsfertigkeit des **Auskostens** *(Sharoff, 2002) gelehrt. Der Therapeut zeigt David, wie er als Teil der Rache gegen das Leben Augenblicke in vollen Zügen genießen kann, indem er sein Bewusstsein für jeden positiven Augenblick schärft. Eine neue Kampfstrategie wird entworfen, bei der sich David mit Selbstinstruktionen versorgt, um das Glück anzulocken; zufälligerweise umgeht diese neue Strategie seinen Hang zum Grübeln. Die Strategie, das Leben zu genießen, ist auch an seine Tendenz zum Bestrafen gerichtet. Sollte er sich auf die Fehler seiner Frau und seiner Freunde konzentrieren, weil sie «gemein» zu ihm sind, muss er diese Fehler übersehen und darf sich nicht über ihr Verhalten aufregen, wenn er das Leben bestrafen will.*

*Kurz gesagt: Als Folge der Empfehlung, ein wirksamerer Kämpfer zu werden, gibt David viele seiner fehlangepassten, unangebrachten Denk- und Handlungsweisen auf. Er passt sich an das Leben eines chronisch kranken Patienten an. Sobald dieser Fall eintritt, kann der Therapeut ein geradliniges Modell der Bewältigungsfertigkeiten einsetzen, in dem die Fertigkeiten ganz offen unterrichtet werden, beispielsweise die **Assimilation des Leidens**, **Frustrationstoleranz** und die **Anpassung nach Enttäuschungen**.*

Diese Falldarstellung soll demonstrieren, wie notwendig es ist, eklektisch vorzugehen und bei Bedarf Techniken der kognitiven Verhaltenstherapie auszutauschen. Davids Lösung für sein Problem der Dialyseabhängigkeit besteht aus verabsolutierendem Denken, Schrecklich-Machen, der kämpferischen Strategie, sich gegen das Leben zu wehren, sowie Grübeln und Bestrafen. Das Problem ist nur, dass seine Art der Pro-

blemlösung zu seinem Problem geworden ist. In diesem Fall ist eine «Lösung zweiter Ordnung» nötig, um in der Terminologie Watzlawicks (Watzlawick et al., 1974/2000) zu sprechen, die seine fehlangepasste «Lösung» aufgreift. Als Bewältigungsstrategie wird ein paradoxer Behandlungsansatz eingesetzt, mit dessen Hilfe David mit der Zeit seinen Widerstand gegenüber Veränderungen überwindet.

Wie würde eine Therapie der traditionellen kognitiven Umstrukturierung bei David aussehen? Sie würde ein Mehr desselben empfehlen – was Watzlawick et al. (1974/2000) eine «Lösung erster Ordnung» nennen: Fahren Sie fort zu diskutieren, fahren Sie fort, dem irrationalen Denken des Patienten logische Argumente entgegenzusetzen, aber tun Sie es eindringlicher (Ellis, 1993). Wenn dieser Ansatz nur zu geringfügiger Änderung führt, wird in der kognitiven Bewältigungstherapie die Ansicht vertreten, dass anstelle der kognitiven Umstrukturierung zu einer Orientierung an den Fertigkeiten, vielleicht auch zu einer paradoxen Behandlungstechnik übergegangen werden sollte.

Zusammenfassung

Verbitterung ist eines der beherrschendsten Gefühle, die körperlich kranke Menschen erleben. Bei der kognitiven Umstrukturierung wird es üblicherweise behandelt, indem versucht wird, das verabsolutierende Denken und die Tendenz zum Schrecklich-Machen zu verändern. In der kognitiven Bewältigungstherapie wird stattdessen die Aufmerksamkeit auf eine bestimmte Reihe von Fertigkeiten gerichtet, die in Kombination diese Fehleinstellung verursachen. Eine solche Kombination wird irrationale, fehlangepasste Bewältigungsfertigkeit genannt. Sie besteht aus der Tendenz zu extremen, wertenden Beurteilungen, einer fordernden Grundhaltung, einer kämpferischen Einstellung, der Neigung zum Grübeln sowie Bestrafen. Patienten, die so reagieren, sind problematischer in der Therapie. Häufig benötigen sie eine paradoxe Form der Behandlung. Es wurde ein Beispiel für einen solchen Patienten, David, vorgestellt.

Literaturverzeichnis

Bandura, A. (1969). *Principles of Behavior Modification.* New York: Holt, Rinehart, and Winston.

Bandura, A. (1977). Self-efficacy: Toward a unifying theory of behavioral change. *Psychological Review, 84,* 191–215.

Bandura, A. (1997). *Self-Efficacy: The Exercise of Control.* New York: Freeman.

Beck, A. (1963). Thinking and depression: 2, theory and therapy. *Archives of General Psychiatry, 10,* 561–571.

Beck, A. (1976). *Cognitive Therapy and the Emotional Disorders.* New York: International Universities Press.

Beck, A.; Emery, G. (1985). *Anxiety Disorders and Phobics: A Cognitive Perspective.* New York: Basic Books.

Beck, A.; Freeman, A. & Associates (1990). *Cognitive Therapy of Personality Disorders.* New York: Guilford.

Beck, A.; Rush, A.; Shaw, B.; Emery, G. (1979). *Cognitive Therapy of Depression.* New York: Guilford Press.

Benson, H. (1975). *The Relaxation Response.* New York: William Morrow.

Benson, H.; Beary, J.; Carol, M. (1974). The relaxation response. *Psychiatry, 37,* 37–46.

Berg, I.; Miller, S. (1992). *Working with the Problem Drinker.* New York: Norton and Co.

Berg, I.; Gallagher, D. (1991). Solution focused brief therapy with adolescent substance abusers. In: T. Todd, M. Selekman (Eds.), *Family Therapy Approaches with Adolescent Substance Abusers* (pp. 93–111). Needham Heights, MA: Allyn and Bacon.

Boscolo, L.; Cecchin, G.; Hoffman, L.; Penn, P. (1987). *Milan Systemic Family Therapy.* New York: Basic Books.

Burns, D. (1980). *Feeling Good: The New Mood Therapy.* New York: Signet Book.

de Shazer, S. (1985). *Keys to Solution in Brief Therapy.* New York: Norton.

de Shazer, S. (1988). *Clues: Investigating Solutions in Brief Therapy.* New York: Norton.

de Shazer, S. (1991). *Putting Difference to Work.* New York: W. W. Norton.

Dobson, K. (1988). *Handbook of Cognitive-Behavioral Therapies.* New York: Guilford Press.

Dobson, K. (2001). *Handbook of Cognitive-Behavioral Therapies* (2nd ed.). New York: Guilford Press.

Dobson, K.; Block, L. (1988). Historical and philosophical bases of the cognitive-behavioral therapies. In: K. Dobson (Ed.), *Handbook of Cognitive-Behavioral Therapies* (pp.3–39). New York: Guilford Press.

Dryden, W.; Ellis, A. (1988). Rational emotive behavior therapy. In: K. Dobson (Ed.), *Handbook of Cognitive-Behavioral Therapies* (pp. 214–273). New York: Guilford Press.

Dryden, W.; Ellis, A. (2001). In: K. Dobson (Ed.), *Handbook of Cognitive-Behavioral Therapies* (pp. 295–349). New York: Guilford Press.

D'Zurilla, T.; Goldfried, M. (1971). Problem solving and behavior modification. *Journal of Abnormal Psychology, 78,* 107–126.

Edwards, W. (1954). The theory of decision-making. *Psychological Bulletin, 51,* 380–417.

Ellis, A. (1962). *Reason and Emotion in Psychotherapy.* Secausus, NJ: Lyle Stuart.

Ellis, A. (1971). *Growth through Reason.* North Hollywood, CA: Wilshire Books.

Ellis, A. (1985). *Overcoming Resistance.* New York: Springer.

Ellis, A. (1993). Vigorous RET disputing. In: M. Bernard, J. Wolfe (Eds.), *The RET Resource Book for Practitioners* (pp. II, 7). New York: Institute for Rational-Emotive Therapy.

Ellis, A.; Abrams, M. (1994). *How to Cope with a Fatal Illness.* New York: Barricade Books.

Ellis, A.; Bernard, M. (Eds.) (1985). *Clinical Applications of Rational-Emotive Therapy.* New York: Plenum Press.

Ellis, A.; Grieger, R. (Eds.) (1979). *Handbook of Rational-Emotive Therapy.* New York: Springer.

Ellis, A.; Harper, R. (1975). A New Guide to Rational Living. North Hollywood, CA: Wilshire Books.

Ellis, A.; MacLaren, C. (1998). *Rational Emotive Behavioral Therapy.* San Luis Obispo, CA: Impact Publishing.

Fennell, P. (2001). *Chronic Illness Workbook.* Oakland, CA: New Harbinger Publishing.

Fisher, R. (1991). *Getting to Yes: Negotiating Agreement without Giving in* (2nd ed.). New York: Viking Press.

Fordyce, W. (1976). *Behavioral Methods for Chronic Pain and Illness.* St Louis: Mosby.

Fordyce, W.; Steger, J. (1979). Chronic pain. In: O. Pomerleau, J. Brody (Eds.), *Behavioral Medicine: Theory and Practice.* Baltimore: Williams and Wilkins.

Goldfried, M. (1980). Psychotherapy as coping skills training. In: M. Mahoney (Ed.), *Psychotherapy Process: Current Issues and Future Directions* (pp. 89–121). New York: Plenum.

Gordon, D. (1978). *Therapeutic Metaphors.* Phoenix: Meta Pub.

Gordon, D.; Meyers-Anderson, M. (1981). *Phoenix: Therapeutic Patterns of Milton H. Erickson.* Cupertino, CA: Meta Publications.

Guidano, V. (1988). A systems, process-oriented approach to cognitive therapy. In: K. Dobson (Ed.), *Handbook of Cognitive-Behavioral Therapies* (pp. 307–357). New York: Guilford Press.

Holmes, D. (1984). Meditation and somatic arousal reduction: A review of the experimental evidence. *American Psychologist, 39,* 1–10.

Hycner, R. (1985). Dialogical Gestalt therapy: An initial proposal. *Gestalt Journal,* vol. VIII, pp. 23–49.

Jacobson, E. (1938). *Progressive Relaxation* (2nd ed.). Chicago: Chicago Press.

Jacobson, E. (1972). *You Must Relax* (4th ed.). New York: McGraw-Hill.

Kanfer, F. (1970). Self-regulation: Research issues and speculations. In: C. Neuringer, L. Michael (Eds.), *Behavior Modification in Clinical Psychology.* New York: Appleton-Century-Crofts.

Kelly, G. (1991). *The Psychology of Personal Constructs* (vols. 1–2). New York: Routledge. (Original work published 1955).

King, M.; Novik, L.; Citrenbaum, C. (1983). *Irresistible Communication.* Philadelphia: Saunders.

Lang, P. (1977). Imagery in therapy: An information processing analysis of fear. *Behavior Therapy, 8,* 862–886.

Mahoney, M. (1988). The cognitive sciences and psychotherapy: Patterns in a developing relationship. In: K. Dobson (Ed.), *Handbook of Cognitive-Behavioral Therapies* (pp. 357–387). New York: Guilford Press.

Mahoney, M. (1995). The continuing evolution of the cognitive sciences and psychotherapies. In: R. Neimeyer, M. Mahoney (Eds.), *Constructivism in Psychotherapy* (pp. 39–65). Washington, DC: American Psychological Association.

Mahoney, M.; Arnkoff, D. (1978). Cognition and self-control therapies. In: S. Garfield, A. Bergin (Eds.), *Handbook of Psychotherapy and Behavior Change* (pp. 689–723). New York: Wiley.

Mahoney, M. J.; Thoreson, C. E. (1974). *Self-Control: Power to the Person.* Monterey, CA: Brooks/Cole.

Marlatt, G. (1985). Relapse prevention: Theoretical rationale and overview of the model. In: G. Marlatt, J. Gordon, *Relapse Prevention* (pp. 3–71). New York: Guilford Press.

Martin, T.; Doko, K. (2000). *Men Don't Cry ... Women Do. Transcending Gender Stereotypes of Grief.* New York: Brunner/Routledge.

Maultsby, M. (1984). Rational Behavior Therapy. Englewood Cliffs, NJ: Prentice-Hall.

May, R. (1950). *Meaning of Anxiety.* New York: Ronald Press.

McMullin, K. (1986). *Handbook of Cognitive Therapy Techniques.* New York: Norton & Co.

Meichenbaum, D. (1977). *Cognitive-Behavior Modification: An Integrated Approach.* New York: Plenum.

Meichenbaum, D. (1985). *Stress Inoculation Training.* New York: Pergamon Press.

Meichenbaum, D.; Jaremko, M. (1983). *Stress Reduction and Prevention.* New York: Plenum.

Melzack, R.; Wall, P. (1965). Pain mechanisms: A new theory. *Science, 50,* 971–979.

Miller, S.; Berg, I. (1995). *The Miracle Method.* New York: W. W. Norton.

Neimeyer, R. (1985). Personal constructs in clinical practice. In: P. Kendall (ed.), *Advances in Cognitive-Behavioral Research and Therapy* (vol. 2). New York: Academic Press.

O'Hanlon, W. (1987). *Taproots: Underlying Principles of Milton Erickson's Therapy and Hypnosis.* New York: Norton.

O'Hanlon, W.; Weiner, M. (1989). *In Search of Solutions: A New Direction in Psychotherapy.* New York: Norton.

Pelletier, K. (1977). *Mind as Healer, Mind as Slayer.* New York: Dell Publishing.

Perls, F. (1972). *In and Out the Garbage Pail.* New York: Bantam Books.

Perls, F.; Hefferline, R.; Goodman, P. (1951). *Gestalt Therapy.* New York: Julian Press.

Polster, E.; Polster, M. (1973). *Gestalt Therapy Integrated.* New York: Vintage Books.

Poppen, R. (1988). *Behavioral Relaxation Training and Assessment.* New York: Pergamon Press.

Rehm, L.; Rokke, P. (1988). Self-management therapies. In: K. Dobson, *Handbook of Cognitive-Behavioral Therapies* (pp. 136–166). New York: Guilford Press.

Rokke, P.; Rehm, L. (2001). Self-management therapies. In: K. Dobson, *Handbook of Cognitive-Behavioral Therapies,* 2nd ed. New York: Guilford.

Rosch, E. (1973). Natural categories. *Cognitive Psychology, 4,* 328–350.

Rosch, E. (1975). Cognitive representations of semantic categories. *Journal of Experimental Psychology: General, 104,* 192–233.

Rosch, E.; Mervis, C. (1975). Family resemblances: Studies in the international structure of categories. *Cognitive Psychology, 7,* 573–605.

Rosch, E.; Mervis, C.; Gray, W.; Johnson, D.; Boyes-Braem, P. (1976). Basic objects in natural categories. *Cognitive Psychology, 8,* 382–439.

Salkovskis, P. (1996). *Frontiers of Cognitive Therapy.* New York: Guilford.

Schultz, J.; Luthe, W. (1969). *Autogenic Training* (vol. 1). New York: Grune and Stratton.

Selekman, M. (1999). *Pathways to Change: Brief Therapy Solutions with Difficult Adolescents.* New York: Guilford Press.

Seltzer, L. (1986). *Paradoxical Strategies in Psychotherapy.* New York: Wiley and Sons.

Selye, H. (1976). *Stress of Life.* New York: McGraw-Hill.

Sharoff, K. (2002). *Cognitive Coping Therapy.* New York: Brunner/Routledge.

Sharoff, K. (2004). *Coping Skills Therapy for Managing Chronic and Terminal Illness.* New York: Springer.
dt.: (2007) Leben mit chronischen und unheilbaren Krankheiten. Bern: Verlag Hans Huber.

Sheikh, A. (1983). *Imagery: Current Theory, Research, and Application.* New York: Wiley and Sons.

Snyder, C.; Cheavens, J.; Michael, S. (1999). Hoping. In: C. Snyder (Ed.), *Coping: The Psychology of What Works* (pp. 205–231). New York: Oxford University Press.

Snyder, C.; Dinoff, B. (1999). Coping: Where have you been? In: C. Snyder (Ed.), *Coping: The Psychology of What Works* (pp. 3–20). New York: Oxford University Press.

Spivack, G.; Platt, J.; Shure, M. (1976). *The Problem-Solving Approach to Adjustment.* San Francisco: Jossey-Bass.

Tomm, K.; White, M. (1987, October). *Externalizing Problems and Internalizing Directional Choices.* Paper presented at the Annual American Association for Marriage and Family Therapy Conference, Chicago, IL.

Watts, A. (1965). *The Way of Zen.* New York: Random House.

Watzlawick, P.; Weakland, J.; Fisch, R. (1974). Change. New York: Norton.
dt.: (2000) Lösungen. Zur Theorie und Praxis menschlichen Wandels. 6., unveränderte Aufl. Bern: Verlag Hans Huber.

Weeks, G.; L'Abate, L. (1982). *Paradoxical Psychotherapy: Theory and Practice with Individuals, Couples, and Families.* New York: Brunner/Mazel.

Wessler, R.; Wessler, R. (1980). *The Principles and Practice of Rational-Emotive Therapy.* San Francisco: Jossey-Bass.

White, M.; Epston, D. (1990). *Narrative Means to Therapeutic Ends.* New York: W. W. Norton.

Wine, J. (1981). From defect to competence models. In: J. Wine, M. Smye (Eds.), *Social Competence* (pp. 3–36). New York: Guilford Press.

Wolpe, J. (1958). *Psychotherapy by Reciprocal Inhibition.* Stanford, CA: Stanford University Press.

Wolpe, J. (1969). *The Practice of Behavior Therapy.* Oxford: Pergamon.

Wolpe, J. (1973). *The Practice of Behavior Therapy* 2nd ed. New York: Pergamon Press.

Zeig, J. (Ed.) (1980). *A Teaching Seminar with Milton H. Erickson.* New York: Brunner/Mazel.

Zinker, J. (1977). *Creative Process in Gestalt Therapy.* New York: Brunner/Mazel.